Autoren:
Guido Beyaert, Dr. rer. nat.
Diag. Wiss Seminare, Beratungen
Siegfriedstr. 14
69198 Schriesheim
Tel.: (0 62 03) 6 29 25

Brigitte Reuter
MADAUS AG
51101 Köln
Tel.: (02 21) 89 98-949

Herausgeber:
MADAUS AG
Madaus Diagnostik
51101 Köln
Tel.: (02 21) 89 98-408

ISBN 3-9802543-0-5

Inhalt

Seite

1. Einleitung

1.1. Vorwort

Die Durchführung einer mikrobiologischen Diagnostik in der urologischen Praxis ist zweifellos nicht unproblematisch. Bei der z.T. heftig geführten Diskussion über dieses Thema dürfen jedoch die Vorteile einer patientennahen Diagnostik nicht übersehen werden. Bestimmte mikrobiologische Untersuchungsmethoden müssen dem niedergelassenen Arzt überlassen bleiben. Eine rasche und abgesicherte antibiotische Therapie kommt dem Wohle des Patienten unmittelbar zugute. Die Bestrebungen sollten dahin gehen, die Ergebnisse durch interne und externe Qualitätskontrollen ständig zu überprüfen.

Darüber hinaus bleibt die intensive Zusammenarbeit mit einem leistungsfähigen mikrobiologischen Fachlabor unerläßlich.

Die Veranstaltungen von Madaus Diagnostik kommen einem Informationsbedürfnis, gerade auch über neuere Entwicklungen, entgegen. Sie decken lediglich den technischen Teil der mikrobiologischen Diagnostik ab. Die mindestens ebenso wichtige Beurteilung der Laborbefunde bleibt Aufgabe des Arztes. Sie ist ein Bestandteil seiner Tätigkeit. Schließlich bedürfen auch die aus einem mikrobiologischen Einsendlabor eingehenden Befunde seiner Interpretation bei der Umsetzung in eine therapeutisches Vorgehen.

Die vorliegende Broschüre ist nicht als Lehrbuch konzipiert, sondern soll ein Begleittext zu den Seminaren und Praktika sein, die Madaus Diagnostik für Ärzte durchführt. Dadurch ist dem Text ein gewisser Skriptcharakter nicht abzusprechen. So sind einige Abschnitte sehr kurz formuliert, und teilweise kommen auch Aufzählungen von Stichwörtern ohne Erklärung vor. Manche Tabellen und Schemata bedürfen der weiteren mündlichen Erläuterung, um Fehlinterpretationen zu vermeiden. Es sollte auch darauf hingewiesen werden, daß nicht auf fachliche Vollständigkeit geachtet wurde, sondern daß der behandelte Stoff sich auf die urologische Routinediagnostik bezieht.

Wir freuen uns, daß die 2. Auflage dieses Heftes so schnell vergriffen war, und sehen in dieser Tatsache einen Beweis für die Richtigkeit unserer Konzeption. Wir fühlen uns außerdem darin bestätigt, mit dieser Veröffentlichung eine Lücke geschlossen zu haben. Die vorliegende 3. Auflage hat uns die Gelegenheit gegeben, den Inhalt neu zu überdenken.

Dr. G. Beyaert B. Reuter Dr. R. Sieck

1.2. Nachweis einer ordnungsgemäßen mikrobiologischen Diagnostik

Folgende Maßnahmen sind geeignet, die Qualität der mikrobiologischen Labordiagnostik zu sichern und evtl. nach außen zu dokumentieren:

- Kenntnisse über die einschlägigen Fachbücher, Richtlinien, Normen, Vorschriften und sonstigen Veröffentlichungen und Anlegen einer kleinen diesbezüglichen Bibliothek.
- Teilnahme an Fortbildungsveranstaltungen; Archivieren von Notizen, Unterlagen und Zertifikaten.
- Ein vollständig ausgestatteter mikrobiologischer Arbeitsplatz in ansprechendem Zustand.
- Sicherstellung einer hygienisch einwandfreien Arbeitsweise und einer gefahrlosen Entsorgung.
- Einweisung und regelmäßige Fortbildung der Mitarbeiter(innen), zu belegen anhand von Teilnahmebestätigungen.
- Dokumentieren der persönlichen Methodik, z.B. durch Aushängen von Arbeitsanleitungen, Anlegen einer Methodensammlung.
- Führen einer eigenen „Epidemiologie", Statistiken über das Vorkommen von Infektionserregern, über die Resistenzlage gegenüber Antibiotika usw.
- Durchführung von internen Qualitätskontrollen (z.B. mit Kontrollstämmen) bei Reagenzien, Nährböden und Methoden. Dokumentieren der Ergebnisse.
- Teilnahme an Ringversuchen (externe Qualitätskontrollen), auch auf freiwilliger Basis.

R. Michaelis:
Moderne Methoden bakteriologischer Diagnostik von Harnwegsinfektionen.
Extracta Urologica, Band 6, Heft 3 (1983), S. 254–261

1.3. Fachliteratur

A. Fachbücher

H. Bürger, Z. Hussain:
Tabellen und Methoden zur medizinisch-bakteriologischen Laborpraxis
Kirchheim Verlag, Mainz 1984
DM 68,–

W. Stille, A. Schilling:
Infektionen des Harntrakts
Zuckschwerdt Verlag, München, Bern, Wien 1983
DM 40,–

Roland Werk:
Bakteriologie der Urogenitalinfektionen.
Georg Thieme Verlag, Stuttgart
DM 48,–

Friedrich Burkhardt, Herausg.
Mikrobiologische Diagnostik
Thieme Verlag, Stuttgart, New York, 1992
DM 198,–

Fritz H. Kayser, Kurt A. Bienz, Johannes Eckert, Jean Lindenmann
Begründet von Ernst Wiesmann
Medizinische Mikrobiologie
8. Auflage, 1993
Thieme Verlag, Stuttgart, New York
DM 39,80

B. Verfahrensrichtlinien

„Verfahrensrichtlinien für die mikrobiologische Diagnostik“
Deutsche Gesellschaft für Hygiene und Mikrobiologie (DGHM)
Gustav Fischer Verlag, Stuttgart 1981 – Loseblattsammlung – Fortsetzungen

1.4. Vorschriften, Verordnungen, Normen und Gesetze

A. Sicherheit, Unfallverhütung usw.

- Gesetz zur Verhütung und Bekämpfung übertragbarer Krankheiten beim Menschen (Bundesseuchengesetz) in der Fassung der Bekanntmachung vom 18. 12. 1979 (BSeuchG)
  BGBl. I, S. 2262, Ber. I 1980, S. 151
- Unfallverhütungsvorschrift (UVV), Gesundheitsdienst vom 1. Okt. 1982 mit Durchführungsanweisungen (VBG 103)
  Berufsgenossenschaft für Gesundheitsdienst und Wohlfahrtspflege
- Vorläufige Empfehlungen für den Umgang mit pathogenen Mikroorganismen und für die Klassifikation von Mikroorganismen und Krankheitserregern nach den im Umgang mit ihnen auftretenden Gefahren.
  Bundesgesundheitsamt (BGA), Berlin
  Bundesgesundheitsblatt, 24. Jahrg., 1981, Nr. 22, S. 347–359

B. DIN-Normen (einschl. Entwürfen, eine Auswahl)

- DIN 58940
  Methoden zur Empfindlichkeitsprüfung von bakteriellen Krankheitserregern gegen Chemotherapeutika
- DIN 58941
  Qualitätssicherung in der humanmedizinischen Bakteriologie und Mykologie
- DIN 58942
  Kulturmedizin für die Bakteriologie
- DIN 58956
  Medizinisch-mikrobiologische Laboratorien
- DIN 58958
  Bakteriologische Urinuntersuchung

1.5. Das mikrobiologische Labor

A. Räumlichkeiten

Als mikrobiologisches Labor sollte ein nicht zu kleiner Raum zur Verfügung stehen, mit desinfizierbaren Oberflächen. Die Arbeitsfläche muß ausreichend groß und gut ausgeleuchtet sein. Betriebsfremde sollten den Raum nicht betreten. Es wird ein Schutzkittel getragen, der beim Verlassen des Labors gewechselt wird.

B. Ausstattung

- Ein Autoklav für das Sterilisieren von Hilfsmaterial und ggf. von Nährböden ist unerläßlich.
- Ein Heißluftsterilisator („Steri-Schrank") ist günstig für das Sterilisieren von Pipetten, Glasröhrchen u. a.
- Gasbrenner ist absolut notwendig.
- Impfösen und eine Impfnadel: aus Stahl, Platinlegierung oder Kunststoff (Einmalösen)
- Mikroskop mit 10er und 40er Objektive für die Harnsedimente und mit einem 100er Ölimmersionsobjektiv.
- Färbelösungen für die Gram-Färbung, Färbebank oder -küvetten.
- Pipetten, Glasspatel oder Wattetupfer, Kleinmaterial.
- Brutschrank, 35°C ± 2°C; evtl. ein zweiter Brutschrank, um bei abweichenden Temperaturen zu inkubieren.
- Nährböden, Reagenzien
- Desinfektionsmittel
- Die Armaturen der Handwaschbecken müssen ellenbogenbedienbar sein (keine Handbedienung).
- Abfallbehälter für kontaminierte Abfälle.

C. Entsorgung (Dekontamination)

1. Optimal ist die thermische Desinfektion, am besten durch Autoklavieren (nicht im Sterilisationsautoklaven), welches sich jedoch aufgrund der Geruchsbelästigung in der Arztpraxis kaum durchführen läßt.
Das nach dem Autoklavieren sterile Material kann der Hausmüllabfuhr beigegeben werden. Ebenso hygienisch einwandfrei ist das Verbrennen, z.B. in einer Verbrennungsanlage für Krankenhausabfälle.

B. Bauer, W. Wundt:
Beseitigung des erregerhaltigen Abfalls in urologischen Praxen.
Urologe B **25**, 200 (1985)

2. Die chemische Desinfektion durch Einlegen in Desinfektionsmittel (siehe Liste der DGHM) ist als Notlösung zulässig.

3. Es besteht vielerorts die Möglichkeit, die kontaminierten Abfälle durch spezialisierte Dienste abholen zu lassen.

In diesem Falle ist folgendes zu beachten:

- Infektiöse Abfälle sind getrennt zu sammeln.
- Das Äußere der Behältnisse muß kontaminationsfrei sein.

2. Stellenwert kultureller Methoden

Beim Nachweis von Harnwegsinfektionen sind chemische Methoden (Teststreifen) und die Auswertung des Sediments hilfreich. Liegt daraufhin der Verdacht (s. auch Anamnese, klinisches Bild) auf eine HWI vor, so ist es zwingend notwendig, ein kulturelles Nachweisverfahren einzusetzen (Eintauchnährböden). Daraus resultiert nicht nur der Nachweis einer HWI als solche, sondern auch das Anzüchten des Erregers, um zur Keimidentifizierung und zu Antibiogramm zu gelangen.

2.1. Indikation zur bakteriologischen Untersuchung

Indikationen für das Anlegen einer Bakterienkultur bestehen bei Patienten mit

- positivem Nitritnachweis
- Leukozytenzahlen über 4000–6000/ml
- Proteinurie
- Dysurie jeglicher Genese
- erhöhtem Risiko einer Harnwegsinfektion (Schwangere, Diabetiker, Gichtkranke, Patienten mit bekannten Nierenleiden, z.B. Urolithiasis oder Anomalien der Harnwege)
- Kontrolle der verordneten Therapie

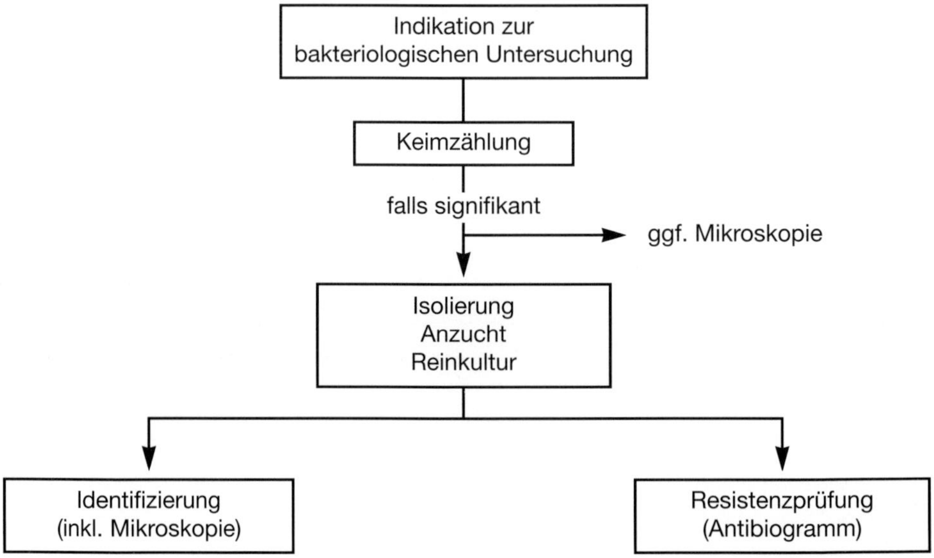

2.2. Chemischer Bakteriennachweis mittel Teststreifen

Der Nitrit-Nachweis:

Die Enterobacteriaceae enthalten eine Nitrat-Reduktase, wodurch Nitrat in Nitrit umgewandelt wird. Dies wird durch eine Farbreaktion nachgewiesen. Dieser Test wird – in Form eines Teststreifens – am häufigsten beim Screening auf Bakteriurie verwendet. Man sollte sich jedoch über die relativ hohe Zahl falsch-negativer Reaktionen (50%) im klaren sein, z.B.:

- bei Enterokokken, *Candida,* die keine Nitrat-Reduktase besitzen
- bei nitratarmer Ernährung
- bei Störung des Nitrat-Stoffwechsels durch Chemotherapeutika
- bei Störung des Nitrit-Nachweises durch Ascorbinsäure im Urin

TESTSTREIFEN	Artikel-Nr.
MD-Spezial Teststreifen zur Bestimmung von pH-Wert, spezifischem Gewicht	11824
MD-Bluttest Teststreifen zur Bestimmung von Blut, Ascorbinsäure	11560
MD-Praxistest Teststreifen zur Bestimmung von Protein, Glucose, pH-Wert	11158 10409
MD-Praxistest N Teststreifen zur Bestimmung von Protein, Glucose, pH-Wert, Nitrit	11571
MD-Urotest Teststreifen zur Bestimmung von Blut, Protein, Nitrit, pH-Wert, Ascorbinsäure	10178
MD-Vorsorgetest Teststreifen zur Bestimmung von Blut, Protein, pH-Wert, Glucose, Ascorbinsäure	10339 10395
MD-Uroscreen Teststreifen zur Bestimmung von Blut, Protein, pH-Wert, Glucose, Ascorbinsäure, Nitrit	11559 10410
MD-7-Basistest Teststreifen zur Bestimmung von Ketonkörpern, Glucose, Ascorbinsäure, Blut, Protein, pH-Wert, Nitrit	10340
MD-9-Basistest Teststreifen zur Bestimmung von Urobilinogen, Bilirubin, Ketonkörpern, Glucose, Ascorbinsäure, Blut, Protein, pH-Wert, Nitrit	10190

2.3. Das standardisierte Sediment mit dem MD-System

1. Zur Betrachtung der korpuskulären Bestandteile wird der Urin zentrifugiert, wobei sich diese als Sediment absetzen. Nach Abgießen des überstehenden Harns wird das Sediment ausgeschüttelt und dann mikroskopisch betrachtet.

2. Je nach Krankheitsbild kann das Sediment folgende Bestandteile enthalten bzw. vermehrt enthalten: Erythrozyten, Leukozyten, Zylinder, . . .

3. Die mikroskopische Urinuntersuchung stellt ein aktuelles Spiegelbild der Nierenpathologie dar. Pathologische Sedimentbestandteile sind daher oft das einzige Indiz für eine Nierenerkrankung.

Um reproduzierbare Ergebnisse zu erzielen, ist es wichtig, ein System für die Durchführung einer standardisierten Sedimentanalyse zur Verfügung zu haben. Beim MD-Sediment-System wurden alle Arbeitsschritte bei der Aufarbeitung des Nativurins konsequent standardisiert. Leukozyten und Erythrozyten werden in der Zählkammer ausgezählt; weitere Bestandteile werden qualitativ angegeben. In hohen Konzentrationen können Bakterien und Hefen mikroskopisch erkannt werden.

Bezeichnung	Artikel-Nr.	Bestelleinheit
HARNSEDIMENT		
MD-Sediment-System für das standardisierte Sediment	**14485**	100 Best.
MD-Objektträger	**23554** **23565**	100 St. 10 x 100 St.
MD-Pipetten	**10020**	500 St.
MD-Zentrifugenröhrchen	**10031**	500 St.
MD-Farbstofflösung Sternheimer-Malbin-Färbung	**10421**	4 x 25 ml

3. Bedeutung der Keimzahl, Probengewinnung

3.1. Begründung der Keimzahlbestimmung

Normaler Urin ist ein hervorragendes Wachstumsmedium für die üblichen harnwegspathogenen Keime: Die Wachstumsgeschwindigkeit im Urin unterscheidet sich kaum von der in peptonhaltigen Optimalmedien!

Bei Harnwegsinfektionen liegen immer die Bedingungen einer kontinuierlichen Kultur vor. Bakterien befinden sich dabei sowohl frei flottierend im Urin als auch adhäsiv an der Blasenwand. Durch Miktion wird die große Menge frei flottierender Bakterien ausgeschwemmt. Der Urin wird aber durch minimale verbleibende Urinreste bzw. durch adhärente Bakterien sofort wieder neu inokuliert.

Bei Bakterien mit einer Generationszeit von 20 Minuten, wie z.B. *Escherichia coli,* steigt die Keimzahl, ausgehend von **einer** vermehrungsfähigen Zelle, theoretisch wie folgt an:

auf über 10^3 (d.h. 1 000) Zellen in $3^1/_3$ Std.

auf über 10^4 (d.h. 10 000) Zellen in $4^2/_3$ Std.

auf über 10^5 (d.h. 100 000) Zellen in $5^2/_3$ Std.

auf über 10^6 (d.h. 1 000 000) Zellen in $6^1/_3$ Std.

Es erscheint einleuchtend, daß im Falle einer Infektion die Keimzahl im Urin in der Blase nach wenigen Stunden derart ansteigen muß, daß man sie von einer beim Wasserlassen erfolgten Kontamination des Urins unterscheiden kann.

Als Grenze für eine sichere Infektion werden im allgemeinen **10^5 Keime/ml im Morgenurin** angesehen.

Wie in Abschnitt 3.3 ausführlicher dargelegt, stellt diese Zahl lediglich einen groben Anhaltspunkt dar.

3.2. Methoden zur Probengewinnung

Die korrekte Gewinnung des Urins zur Untersuchung stellt eine wesentliche Voraussetzung für eine aussagekräftige Diagnostik dar. Die Methoden sind bekannt:

a) Mittelstrahlurin (MSU)

b) Katheterurin (K-Urin)

c) Blasenpunktionsurin

d) unter Zytoskopie gewonnener Urin

Beim Mann sollte vorschriftsmäßig gewonnener MSU verwendet werden. Katheterisieren aus diagnostischen Gründen sollte wegen der Gefahr einer Keimeinschleppung unterlassen werden.

Auf die Gewinnung von MSU wird hier nicht eingegangen. Wichtig ist es, Kontaminationen mit körpereigener Flora, Seifenresten usw. in der Probe zu vermeiden.

Der Urin muß in einem sterilen Gefäß aufgefangen werden, z.B. in sterilisierten Gläsern oder auch in „produktionssterilen“ Einmalplastikbehältern.

Ein „positiver“ MSU bei Frauen weist nicht mit Sicherheit auf eine Infektion hin!

Obwohl nicht unumstritten, hat sich in der urologischen Praxis vielerorts die Verwendung von Katheterurin bei Frauen bewährt. Wesentlich ist hierbei, auf das Vorhandensein von Leukozyten bzw. auf das Fehlen von Plattenepithelzellen im Sediment zu achten.

Die Meinung über den Stellenwert der Blasenpunktion ist nicht einheitlich.

P. Brühl:
Methoden der Urinentnahme.
Diagnostik **3**, 119–121 (1980)

W. Straube, J. Sökeland, P. Brühl:
Diagnostische Blasenpunktion – eine Routinemethode?
Deutsches Ärzteblatt A **75**, Heft 22, 1315–1317 (1978)

D. Bach, P. Brühl, J. Sökeland:
Katheterismus der Harnblase.
Deutsches Ärzteblatt B **81**, Heft 9, 604–608 (1984)

3.3. Festlegung von Signifikanzgrenzen bei der Keimzahl

Folgende Grenzen für die Keimzahl im **Mittelstrahlurin** werden im allgemeinen angesetzt:

$\geqq 10^5$ Akute HWI (Harnwegsinfektion); signifikante Bakteriurie

$\geqq 10^4$ verdächtiger Befund – Nachkontrolle notwendig

$< 10^4$ meist keine Infektion, gelegentliche Nachkontrolle

$< 10^3$ reine Kontamination des Urins, keine HWI

Die Angaben erfolgen in Keimen pro ml oder – genauer – in kolonienbildende Einheiten (KBE) pro ml.

Bei **Katheterurin** liegen die Grenzen um ca. eine Zehnerpotenz niedriger.

In **Punktionsurin** läßt das Vorkommen von Bakterien stets auf eine Infektion schließen. (Beim Fehlen einer Infektion kann der Urin in der Blase als eine sterile Körperflüssigkeit angesehen werden.)

Bemerkungen:

a) Bei einer Harnwegsinfektion werden ohne vorausgegangene Antibiotika-Therapie fast immer mehr als 10^5 Keime/ml gefunden, bei einer akuten Infektion im Regelfall sogar wesentlich mehr (10^6–10^7 Keime/ml), wobei die Keimzahl relativ unabhängig von Diurese und Miktionsfrequenz ist.

b) In einigen Fällen gelten die angegebenen quantitativen Verhältnisse nicht, d.h., auch kleinere Keimzahlen können signifikant sein:
   - unter Antibiotika-Behandlung (Therapiekontrolle) oder bei sonstiger Anwesenheit von antibiotisch wirksamen Substanzen im Urin. (Siehe Hemmstofftest Abschnitt 3.6.)
   - bei Erregern, die sich im Urin nicht gut vermehren, wie z.B. *Staphylococcus saprophyticus*
   - bei zu kurzer Verweildauer des Urins in der Blase (Probengewinnung zu kurz nach der letzten Miktion)
   - bei Verdünnung der Bakterien im Urin durch die vorherige Aufnahme größerer Mengen an Flüssigkeit
   - bei chronischen Pyelonephritiden
   - bei Vorliegen eines Nierenabszesses
   - bei Kindern

c) Letztendlich entscheidet das klinische Bild. Hier zeigt sich der Vorteil einer patientennahen Diagnostik. Der mikrobiologisch tätige Arzt überblickt gleichzeitig die klinischen Aspekte und macht seine Entscheidungen davon abhängig.

3.4. Probenqualität

Wie überall in der medizinischen Mikrobiologie, hängt auch bei der Diagnostik der Harnwegsinfektionen die Qualität des Befundes ganz wesentlich von der Qualität der Probe ab.

Wichtig sind folgende Faktoren:

a) **Zeitpunkt der Probengewinnung:** Die letzte Miktion sollte mindestens drei Stunden zurückliegen; die Probe sollte vor der Chemotherapeutika-Gabe gewonnen werden.

b) **Vorschriftsmäßige Probengewinnung:** siehe 3.2. Insbesondere der Mittelstrahlurin der Frau liefert oft unbefriedigende Ergebnisse, da sich eine Fülle von Kontaminationskeimen daraus anzüchten läßt.

c) **Vermeiden der Vermehrung von Keimen im Urin:**
Bei 4°C bleibt die Keimzahl nahezu 4 Stunden konstant, ungekühlt höchstens 2 Stunden. Bei längerem Stehen können auch andere Veränderungen auftreten (Ausfällen von Kristallen und Zersetzung der Zellen durch hohe Bakterienkonzentrationen.)

d) Die Anwesenheit von **Hemmstoffen** (Antibiotika, Desinfektionsmittel) beeinflußt das Ergebnis der Keimzählung. Siehe dazu 3.5.

3.5. Hemmstofftest

Bedeutung des Hemmstofftests

Der Nachweis von Hemmstoffen führt zu einer anderen **Bewertung der gefundenen Keimzahl**, d.h., auch kleinere Keimzahlen sind als signifikant zu bewerten.

Darüber hinaus kann mit dem Hemmstofftest die **Compliance** überprüft werden.

Durchführung

- **Auf Agarplatten:**
  - Auf einem Nährmedium, z.B. Mueller-Hinton-Agar, wird eine verdünnte Suspension von *Bacillus subtilis* (Stamm ATCC 6051, ATCC 6633, DSM 10) homogen ausgestrichen (Wattetupfer, Glasspatel).
  - Leeres Papierblättchen aufbringen, danach mit einem Tropfen Patientenurin tränken. Alternativ: Einen kleinen Tropfen Urin (z.B. mit der 0,001 ml kalibrierten Öse) auf die trockene Platte auftragen.
  - Jeglicher Hemmhof nach Inkubation bei 37°C bedeutet einen positiven Hemmstofftest.
  - Die ausgestrichenen Platten sind 1 Woche im Kühlschrank haltbar.
- Auf käuflichen Teststreifen, die auf dem beschriebenen Verfahren basieren.

Hemmstoffe im Urin können zurückzuführen sein auf

a) Antibiotika und Chemotherapeutika:
   - bei Probengewinnung fälschlicherweise **nach** der ersten therapeutischen Gabe
   - bei Probenentnahme kurz nach dem Absetzen des Therapeutikums
   - bei der Verlaufskontrolle während der Behandlung
   - bei (nicht angegebener) Selbstmedikation

b) Desinfektionsmittel/Seifen:
   - unsachgemäße Probengewinnung
   - Intimhygiene

c) Zytostatika

d) Harntees

e) Bestandteile von Nahrungsmitteln (z.B. Knoblauch)

4. Mikrobiologische Basistechniken

4.1. Gram-Färbung

Bedeutung

Die von dem dänischen Bakteriologen Gram 1884 beschriebene Differentialfärbung ist nach wie vor die wichtigste Färbung in der Bakteriologie.

Die Färbung nach Gram ermöglicht die Aufteilung der Bakterien in zwei Gruppen: „grampositive“ und „gramnegative“ Bakterien. Die Farbreaktion ist eng korreliert mit der Struktur der Zelle und mit verschiedenen weiteren Eigenschaften; der Färbung kommt daher auch eine wesentliche taxonomische Bedeutung zu.

Chemie

Bei Färbung mit Parasosanilinen (z.B. Gentiana- oder Methylviolett) und Beizung mit Lugolscher Lösung entsteht in der Zelle ein Farbstoff-Jod-Komplex. Die Zellwand von grampositiven Bakterien zeigt eine verminderte Permeabilität für das Entfärbemittel (Alkohol, Aceton), so daß der Farbstoffkomplex durch den Entfärbevorgang nicht aus der Zelle ausgewaschen wird. Grampositive Zellen behalten ihre blauviolette Färbung bei. Bei den gramnegativen Bakterien diffundiert der Farbstoff-Jod-Komplex unter der Einwirkung des Entfärbemittels durch die Zellwand nach außen. Bei der nachfolgenden Gegenfärbung, z.B. mit Fuchsin oder Safranin, nehmen die Keime nun diesen Farbstoff auf und erscheinen jetzt rot (gramnegativ).

Gründe für das Gram-Verhalten: Unterschiedlicher Aufbau der Zellwand

- grampositiv: dickes, mehrschichtiges Mureinnetz
- gramnegativ: dünnes, einschichtiges Mureinnetz

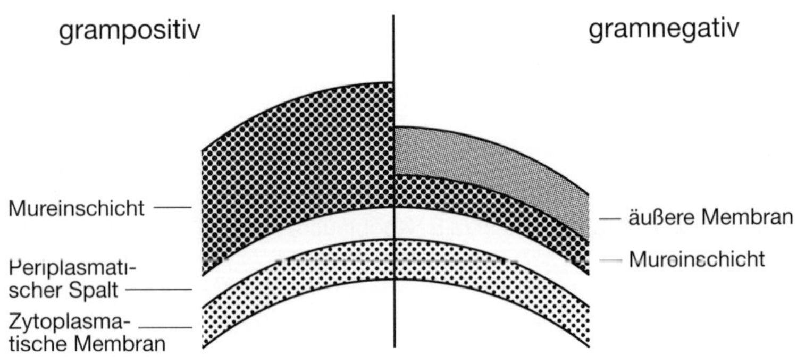

Schematische Darstellung der Zellumhüllung grampositiver und gramnegativer Bakterien.

Vorbereitung des Präparates

- Auf einem Objektträger eine nicht zu dicke Keimsuspension aufbringen, z.B. eine kleine Öse von einer Kolonie, in einem Tropfen Kochsalzlösung eingerieben.
- An der Luft trocknen lassen.
- 2 bis 3 mal durch die Flamme ziehen (Bakterien nach oben) zum Fixieren des Präparates.

Bemerkungen

- Die Objektträger werden auf einer Färbebank mit Farblösung übergossen.
- Die genauen Einwirkzeiten hängen von der Zusammensetzung der Lösungen ab. Es ist empfehlenswert, fertige Lösungen zu kaufen und die Herstelleranweisungen zu befolgen.
- Jodlösungen zersetzen sich unter Lichteinfluß und lassen dann grampositive Bakterien weniger gramfest erscheinen. Abhilfe bieten solche Lösungen, in denen das Jod als stabiler PVP-Jod-Komplex vorliegt (PVP = Polyvinylpyrolidon).
- Durch eine andere Auswahl des Färbeverfahrens oder der Farbstoffe (Kristallviolett bzw. Gentianaviolett und Fuchsin bzw. Fafranin) können die endgültigen Farben leicht differieren.
- Zur Prüfung einer richtig durchgeführten Gram-Färbung empfiehlt es sich, eine grampositive Kontrolle (Staphylokokken) und eine gramnegative Kontrolle (Escherichia coli) auf demselben Objektträger mitzufärben.
- Am Ende der Färbung zwischen Fließpapier legen (nicht reiben!) und an der Luft trocknen.

Schematischer Ablauf:

1. Präparat vorbereiten	farblos	
2. Färben (violette Lösung)	blauviolett	
3. Beizen mit Lugolscher Lösung	violett	
4. Entfärben	farblos	blauviolett
5. Gegenfärben (rote Lösung)	rot	blauviolett
	gramnegativ	grampositiv

G. Troßmann:
Hundert Jahre Gramfärbung.
Deutsches Ärzteblatt B **81**, Heft 7, 431–4345 (1984)

Durchführung mit dem MD-Gram-Färbeset

1. Das Untersuchungsmaterial mit ausgeglühter Öse auf einem fettfreien Objektträger auftragen und mit 1 bis 2 Tropfen physiologischer NaCl-Lösung verreiben und ausstreichen.
2. Nach Lufttrocknung des Ausstrichs Hitzefixierung vornehmen, indem man den Objektträger mit der Unterseite 3 mal langsam durch den oberen Teil der Bunsenbrennerflamme zieht. Danach erkalten lassen.
3. Den Objektträger vollständig mit Reagenz 1: Kristallviolett-Lösung bedecken, 60 Sekunden färben.
4. Abgießen und mit Reagenz 2: Lugolsche Lösung abspülen.
5. Objektträger vollständig mit Reagenz 2: Lugolscher Lösung bedecken, 60 Sekunden einwirken lassen.
6. Mit destilliertem Wasser etwa 5 Sekunden vorsichtig abspülen.
7. Objektträger in Reagenz 3: Entfärbelösung etwa 20–60 Sekunden schwenken, bis keine Farbwolken mehr abgehen und der Abstrich graublau erscheint.
8. Mit destilliertem Wasser 5 Sekunden vorsichtig abspülen.
9. Objektträger vollständig mit Reagenz 4: Safranin-Lösung bedecken, 60 Sekunden färben, abgießen.
10. Mit destilliertem Wasser etwa 5 Sekunden vorsichtig abspülen.
11. Trocknen lassen, mikroskopieren.

Auswertung

Grampositive Mikroorganismen erscheinen violett, gramnegative Mikroorganismen rosa bis rot.

Zusammensetzung

Reagens 1:	Kristallviolett Lösung		
	Kristallviolett	10	g
	Phenol	4	g
	Ethanol	11	Vol.-%
	Aqua dest.	ad 1000	ml
Reagens 2:	Lugolsche Lösung		
	Jod	3,3	g
	Kaliumjodid	6,7	g
	Aqua dest.	ad 1000	ml
Reagens 3:	Entfärbelösung		
	Ethanol	80	Vol.-%
	Aceton	20	Vol.-%
Reagens 4:	Safranin Lösung		
	Safranin	2,4	g
	Ethanol	11	Vol.-%
	Aqua dest.	ad 1000	ml

MD-Gram-Färbeset	Artikel-Nr. 24338

4.2. Nährmedien

Zur Anzüchtung von Mikroorganismen benötigt man flüssige und feste Nährmedien. Alle Nährmedien enthalten Substanzen, die von den Bakterien verwertet werden (z.B. Fleischextrakt, Stärke, Hefeextrakt usw.). Um optimale Wachstumsbedingungen zu erreichen, brauchen bestimmte Organismen ganz spezielle Zusätze im Nährmedium.

Will man nur das gezielte Wachstum einzelner Organismusgruppe, fügt man den Nährmedien hemmende Substanzen (z.B. Gallensalze, Kristallviolett usw.) bei, die das Wachstum von unerwünschten Mikroorganismen hemmen. Diese Nährmedien nennt man Selektivnährböden. Um Agarplatten herzustellen, verwendet man als Geliermittel Agar-Agar (Extrakt einer Alge). Feste Nährmedien werden auf Eintauchnährböden, in Röhrchen und in Petrischalen angewandt.

Beispiele:

CLED-Agar (Cystin-Lactose-Elektrolyte-Deficient)

Der CLED-Agar ist der wichtigste Agar, der „Keimzählagar". Einschränkungen siehe Punkt 5.4. Die niedrige Elektrolytkonzentration hindert Proteus am Schwärmen. Laktosevergärende Bakterien, d.h. solche, die aus Laktose Säure bilden, lassen den Indikator Bromthymolblau von grün nach gelb umschlagen.

MacConkey-Agar (Gallensalz-Laktose-Indikator nach MacConkey)

Selektivmedium für die meisten gramnegativen stäbchenförmigen Bakterien. Begleitkeime werden durch hohe Gallensalzkonzentrationen und ggf. Kristallviolett gehemmt. Kolonien, die Laktose vergären, nehmen eine rote Farbe an (Neutralrot-Indikator). Gleichzeitig kann eine Trübung durch ausgefällte Gallensalze beobachtet werden *(Escherichia coli)*.

Je nach Rezeptur und Herstellung (Menge und Auswahl der Gallensalze, Zusatz von Kristallviolett, um die Selektivität zu verstärken, usw.) werden grampositive Keime (besonders Enterokokken) mehr oder weniger gehemmt.

Mueller-Hinton-Agar

Ein Medium zur Aufzucht und Resistenzprüfung. Auf diesem nichtselektiven Medium können die klassischen Urinkeime angezüchtet werden. Besonders wird er laut internationaler Standardisierung zur Resistenzprüfung (Agardiffusionstest) eingesetzt.

Sensibilitäts-Test-Agar

Ein Medium zur Anzucht und Resistenzprüfung, im wesentlichen mit dem Mueller-Hinton-Agar vergleichbar.

Blutagar

Ein nährstoffreiches Medium für anspruchsvolle Mikroorganismen. Bei schwer anzüchtbaren oder geschädigten Mikroorganismen sollte Blutagar verwendet werden. Das

Hämolyseverhalten der Bakterien kann auf Blutagar erkannt werden (z.B. Streptokokken, Staphylococcus aureus).

Spezialnährmedien (zur Weiterdifferenzierung)

Innerhalb ausgewählter Bakteriengruppen setzt man Spezialnährmedien ein.

- **Mannit-Kochsalz-Agar**

  Aufgrund der hohen Kochsalzkonzentration ist das Medium selektiv für Staphylokokken. Mannitvergärende Staphylokokken (*Staphylococcus aureus* und andere) verursachen einen Farbumschlag des Indikators von rosa nach gelb.

- **Enterokokken-Agar**

  Durch äsculinspaltende Bakterien entsteht eine Schwarzverfärbung des Agars. Innerhalb der Gruppe Streptokokken ist dies bei allen D-Streptokokken der Fall (z.B. Enterokokken).

- **Nickerson-Agar**

  Auf diesem Nährmedium wachsen vorwiegend Sproßpilze (Hefen). Bakterien und Schimmelpilze werden weitgehend gehemmt. *Candida spezies* wachsen dunkelbraun.

4.3. Verdünnungsausstrich (Drei-Ösen-Ausstrich)

In der Mikrobiologie ist es grundsätzlich notwendig, mit Reinkulturen zu arbeiten, d.h. mit Kulturen, die aus einer einzigen Keimart (Species) bestehen. Kriterium ist das Vorliegen von gleich aussehenden Kolonien auf festen Nährböden (Agarplatten). Zur Beurteilung muß eine ausreichende Anzahl von einzeln liegenden Kolonien sichtbar sein.

Die Technik des **Verdünnungsausstrichs** ermöglicht es, Reinkulturen zu erhalten. Das Material wird so verteilt, daß **einzelne** Zellen isoliert auf der Agaroberfläche zu liegen kommen, wo sie nach vielen Zellteilungen **„Kolonien"** (Häufchen von Zellen) bilden. Man spricht in diesem Zusammenhang auch von „vereinzeln" oder „fraktionieren".

Zur Beimpfung des Nährbodens wird das Untersuchungsmaterial mit der sterilen Öse aufgenommen und auf die Oberfläche des Nährbodens gebracht. Dann wird das Material, wie in den Abbildungen dargestellt, auf der Nährbodenoberfläche ausgestrichen.

Nach der Beimpfung wird die Agarschale mit dem Deckel nach unten in den Brutschrank eingestellt. Zuvor wird der Bodenteil beschriftet, um Verwechslungen zu vermeiden.

Zukleben mit Klebestreifen o. dgl. ist unnötig.

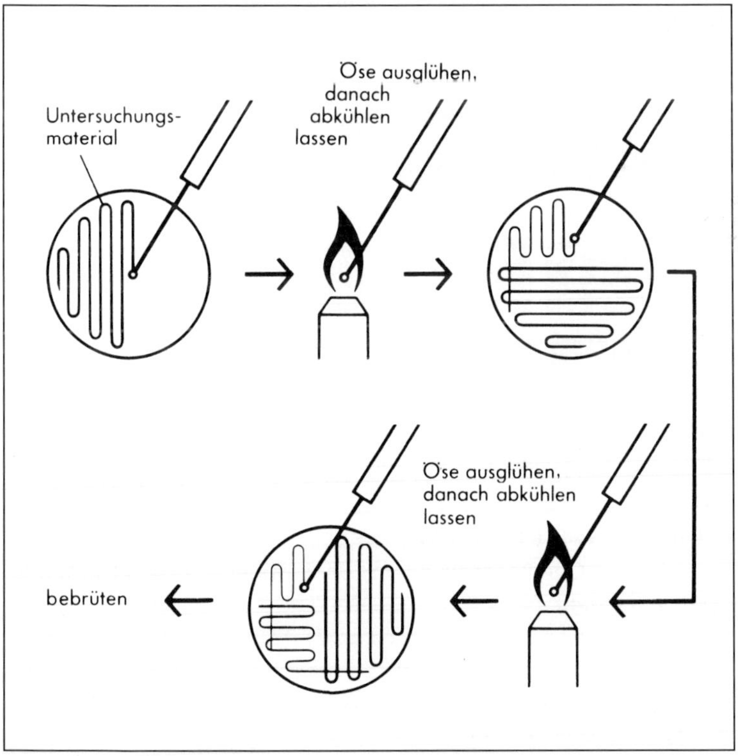

5. Keimzahlbestimmung

5.1. Methoden

Bei den klassischen mikrobiologischen Methoden zur Keimzahlbestimmung muß der Urin auf feste Nährböden gebracht werden. Verimpfen des Urins in Bouillon erlaubt keine Keimzählung und läßt auch Kontaminationskeime in hoher Zahl wachsen. Die Flüssigkultur ist kein geeignetes Routineverfahren. Ähnliches gilt für das Verimpfen des Urinsedimentes.

In der urologischen Praxis haben sich für die Keimzahlbestimmung Eintauchnährböden (Dips, Objektträgerkulturen) durchgesetzt.

Durch Eintauchen in den Urin wird die Nährbodenschicht gleichmäßig benetzt, so daß ein dünner Flüssigkeitsfilm haften bleibt. Nach Inkubation korreliert die Anzahl von Kolonien auf dem CLED-Agar mit der Anzahl von Bakterien im Urin. Mit bekannten Keimsuspensionen wurden Referenzbilder erstellt, die zur Probenauswertung herangezogen werden.

Die Anzahl der Bakterien im Urin korreliert mit der Anzahl der Kolonien auf dem Objektträger.

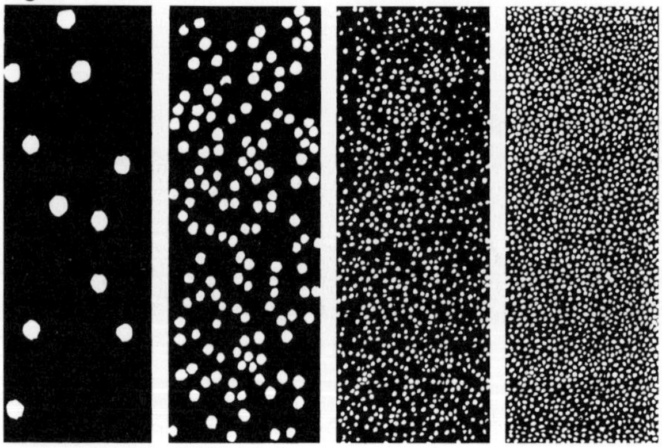

10^3 10^4 10^5 10^6 Keime/ml

Einige andere Methoden, die bei entsprechender Erfahrung gute Ergebnisse liefern können, werden hier nicht näher besprochen.

Hierzu gehören:

- das Gußplattenverfahren (Referenzmethode)
- die semiquanititative Oberflächenkultur mit der kalibrierten Öse oder Pipette
- die Kreuzstrichmethode

	Artikel-Nr.
MD-Dip-2 Folienversiegelter Eintauchnährbodenträger mit je 2 Nährböden (CLED-, MacConkey-Agar) zur Keimzahlbestimmung	**11765**

5.2. MD-Dip

Ein Nachteil herkömmlicher Eintauchnährbodenträger liegt in der Gefahr des schnellen Austrocknens und der sekundären Kontamination. Diese Risiken werden beim MD-Dip durch eine Folienversiegelung umgangen, was zusätzlich eine bisher nicht erreichte Standardisierung des Nährstoffangebots und der Oberflächenstruktur des Agars mit sich bringt. Darüber hinaus ermöglicht die Schutzfolie eine Schichtdicke des Agars, wie sie bei Nährbodenplatten üblich ist (4 mm). Das Ergebnis ist ein besseres Wachstum und eine bessere Korrelation mit der Referenzmethode.

MD-Dip-2

CLED-Agar

Keimzählagar (Wachstum von grampositiven und gramnegativen Keimen sowie Hefen)

MacConkey-Agar

Selektivnährmedium (Wachstum von gramnegativen Bakterien)

Außer MD-Dip-2 enthalten alle anderen MD-Dip immer diese beiden klassischen Nährmedien. Der MD-Dip-M, MD-Dip-3, MD-Coli-Dip enthält noch ein drittes Zusatzmedium.

MD-Dip-M

CLED-Agar, MacConkey-Agar, Malz-Agar + Chloramphenicol

Anzuchtsmedium für Sproßpilze. Malzextrakt fördert das Wachstum von Hefen durch einen niedrigen pH-Wert und durch den Einsatz als Nährstoffquelle. Chloramphenicol hemmt weitgehend die Begleitflora.

MD-Dip-3

CLED-Agar, MacConkey-Agar, Cetrimid-Agar

Selektivmedium für Pseudomonas. Das enthaltene Cetrimid hemmt weitgehend die Begleitflora. Die Grünfärbung einiger Pseudomonasarten (*Ps. fluorescens, Ps. aeruginosa*) wird auf diesem Medium verstärkt.

MD-Coli-Dip

CLED-Agar, MacConkey-Agar, MUG-Agar

Nachweismedium für *Escherichia coli.* Die im Medium enthaltene Substanz MUG (4-Methylumbelliferyl-β-D-Glucuronid) wird von *E. coli* abgebaut. Hierbei entstehen Abbauprodukte, die unter UV-Licht (360–370 nm) blau fluoreszieren. Bestimmte Shigellenarten sowie einige grampositive Bakterien sind auch in der Lage, auf diesem Nährmedium zu fluoreszieren.

5.3. Typisches Wachstum einiger Erreger auf Eintauchnährböden

Eine Identifizierung aufgrund des Wachstums auf Eintauchnährböden ist nicht möglich. Wachstum oder Hemmung auf MacConkey-Agar und Kenntnis der Lactosevergärung (Farbumschlag auf CLED oder MacConkey) sind wertvolle Informationen, um den Erreger in eine Gruppe einzuordnen. Die spätere Identifizierung wird dadurch erleichtert.

Man sollte berücksichtigen, daß bei allen Gruppen auch atypische Stämme vorkommen, d.h. solche, die andere biochemische Reaktionen und Wachstumsmerkmale zeigen. Diese Informationen können nur genutzt werden, wenn es sich um eine Reinkultur handelt.

Bezeichnung	Artikel-Nr.
Keimzahlbestimmung	
MD-Dip-2 Folienversiegelter Eintauchnährbodenträger mit je 2 Nährböden (CLED-, MacConkey-Agar) zur Keimzahlbestimmung	**11765**
Keimzahlbestimmung mit Erregernachweis	
MD-Dip-3 Folienversiegelter Eintauchnährbodenträger mit je 3 Nährböden (CLED-, MacConkey-, Cetrimid-Agar) zur Keimzahlbestimmung und mit Pseudomonas-Nachweis	**11754**
Keimzahlbestimmung mit Erregerdirektnachweis	
MD-Coli-Dip Folienversiegelter Eintauchnährbodenträger mit je 3 Nährböden (CLED-, MacConkey-, Glucuronid-Agar) zur Keimzahlbestimmung und mit gleichzeitigem Nachweis von Escherichia coli mittels Fluoreszenz	**12952**
Keimzahlbestimmung mit Pilznachweis	
MD-Dip-M Folienversiegelter Eintauchnährbodenträger mit je 3 Nährböden (CLED-, MacConkey-, Malzextrakt-Agar) zur Keimzahlbestimmung und mit Nachweis von Hefen und Pilzen	**11994**
MD-Dips sind auch in der 300er-Großpackung erhältlich. **Jahresabrufe – in Teillieferungen – auf Anfrage.**	

Erreger	CLED	MacConkey
Grampositive Keime		
– Staphylokokken (*S. aureus*)	gelb	–*)
– Enterokokken	gelb	–*)
– Andere Streptokokken	gelb oder farblos	
Gramnegative Keime		
– Pseudomonas (stets Laktose-negativ)	grünblau	farblos
– Laktose-positive Enterobacteriaceae	gelb	rot
– Laktose-negative Enterobacteriaceae	grünblau	farblos
Sproßpilze (Hefen)	grünblau	–

Erklärung:

gelb Umschlag des Indikators nach gelb oder gelblich

grünblau Bei Laktose-negativen Keimen erhält der grüne CLED-Agar oftmals eine bläuliche Verfärbung (Alkalisierung).

rot Rote oder rosa Kolonien bei Laktose-positiven Bakterien. Evtl. rotbraune Eigenfarbe beachten!

farblos Farblose Kolonien auf rotbraunem (unverändertem) Agar

Die Farbveränderungen fangen in der Kolonie an und dehnen sich mit fortschreitendem Wachstum über die gesamte Agarfläche aus.

*) – bedeutet: im allgemeinen kein Wachstum auf CacConkey-Agar. Dieses gilt für MacConkey-Agar mit Kristallviolett, z.B. im MD-Dip enthalten. Bei anderen Fabrikaten ist zu überprüfen, ob es sich ggf. um den schwächer hemmenden MacConkey-Agar ohne Kristallviolett handelt, auf dem auch grampositive Keime wachsen können.

5.4. Grenzen des Eintauchverfahrens

Aus mehreren Gründen hat sich der CLED-Agar als meistgebrauchter Agar bei der Diagnostik von Harnwegsinfektionen bewährt. Dennoch gibt es einige Erreger, die für ein brauchbares Wachstum reichere Nährmedien wie Blutagar benötigen, z.B. B-Streptokokken.

Folgende Erreger sind mit Eintauchnährböden nicht nachweisbar:

- **Mykobakterien** wachsen extrem langsam und verlangen Spezialmedien. Außerdem ist der Umgang mit Mykobakterien nicht ungefährlich und erfordert eine besondere Genehmigung.
- **Anaerobier,** die in seltenen Fällen als Erreger von Harnwegsinfektionen genannt werden, brauchen reiche Medien und vor allem Anzucht in speziellen „Anaerobentöpfen" (Anaerostaten).
- **Gonokokken** *(Neisseria gonorrhoeae)* wachsen ausschließlich unter erhöhter CO_2-Spannung und auf Medien mit bestimmten Wachstumsfaktoren, die z.B. in lysiertem Blut (Kochblutagar, Schokoladenagar) enthalten sind.
- ***Achromobacter***-Arten kommen lt. Literaturangaben gelegentlich bei chronischen Infektionen in Zusammenhang mit Nierensteinen vor und wachsen nur auf Blutagar.
- **Mykoplasmen** (einschließlich Ureaplasmen) sind nur auf Spezialmedien anzüchtbar. Der Nachweis erfordert einige Erfahrung.
- **Chlamydien** wachsen nicht auf künstlichen Medien, sondern nur in Zellkulturen. Chlamydien-Infektionen werden meistens auf immonologischem Wege nachgewiesen: ELISA, Immunfluoreszenz.
- **Trichomonaden** können aus frischem, körperwarmen Urin in Spezialmedien angezüchtet werden.
- Für ***Treponema pallidum*** (Syphilis-Erreger) wurde bis jetzt noch kein künstliches Nährmedium entwickelt. Die Anzucht erfolgt im Versuchstier. Der Nachweis erfolgt immunologisch.
- ***Gardnerella vaginalis*** (früherer Name: *Haemophilus vaginalis*) ist mikroskopisch anhand der „clue cells" nachweisbar. Die Anzucht erfolgt auf Selektivmedien unter anaeroben Bedingungen.
- **Leptospiren** (Erreger einer Anthropozoonose, u.a. im Urin ausgeschieden) wachsen nur auf Spezialmedien.

Der (kulturelle) Nachweis der obengenannten Organismen erfordert außerdem ein Maß an Erfahrung, wie sie nur bei einem größeren Probenanfall gewonnen werden kann. Im Zweifelsfalle sollte der Urologe mit einem Fachlabor zusammenarbeiten. Dort wird er auch hinsichtlich des Probentransportes (Transportmedien, Fixieren von Präparaten, Transportbehälter, Versandweg usw.) beraten.

Bemerkung: Anaerobe Anzüchtung.

Anaerobe Anzüchtung bedeutet Anzüchtung in sauerstofffreier Atmosphäre, wie z.B. im Anaerobentopf oder in der Anaerobenkammer. Die Anzüchtung von Gonokokken im Kerzentopf oder im Anzüchtungsgefäß mit CO_2-Entwickler ist **keine** anaerobe Anzüchtung. Gonokokken wachsen nicht unter anaeroben Bedingungen!

Andere Materialarten

Wie der Name sagt, sind Eintauchnährböden für die Keimanzucht und -zählung durch Eintauchen in Flüssigkeiten konzipiert.

Für die bakteriologische Diagnostik von Abstrichen, Exprimaten, Punktaten usw. ist jedoch der Einsatz von Platten vorgegeben:

- Hier sollen die Erreger lediglich angezüchtet werden, wobei die Keimzahlbestimmung entfällt.
- Das breitere Spektrum an Erregern einschließlich anspruchsvolleren Keimen macht den Einsatz von reicheren Nährmedien, wie Blutagar und Spezialmedien, notwendig.

5.5. Gewinnung von Reinkulturen

Nach der Keimzahlbestimmung kommt es bei der Weiterverarbeitung darauf an, den (die) Erreger in Reinkultur einer Empfindlichkeitsbestimmung und Identifizierung zuzuführen.

Hierbei sollte zuerst ein Verdünnungsausstrich angelegt werden. Das Weiterverarbeitung direkt von der Objektträgerkultur bringt die Gefahr mit sich, Mischkulturen zu produzieren.

Mischkulturen führen fast unweigerlich zu falschen Identifizierungen und liefern z.B. im Agardiffusionstest Ergebnisse, die nur bedingt verwertbar sind.

Bezeichnung	Artikel-Nr.
MD-Fertignährbodenschalen:	
MD-CLED-Agar	19049
MD-MacConkey-Agar	19027
MD-Mueller-Hinton-Agar	19016
MD-Nickerson-Agar	19061
MD-Sensibilitäts-Test-Agar	19038
MD-Mannit-Kochsalz-Agar	19083
MD-Enterokokken-Agar	19094
MD-Blut-Agar	19072

Empfohlene Methode

Verdünnungsausstrich von CLED auf eine nichtselektive Agarplatte, z.B.

- CLED-Agar
- Mueller-Hinton- oder Sensibilitäts-Test-Agar (ST- oder DST-Agar)
- Blutagar

Dies hat den Zweck zu überprüfen, ob eine Mischkultur vorliegt, und erlaubt bei der weiteren Verarbeitung die Abnahme von einzelnen Kolonien, d.h. die Gewinnung von Reinkulturen.

Neben diesem Ausstrich auf einer nichtselektiven Platte ist ein Ausstrich auf MacConkey-Agar, auf dem die gramnegativen Keime besser zu trennen sind, empfehlenswert.

Mit relevanten Keimen (d.h. denjenigen, die in signifikanter Zahl vorliegen) werden Empfindlichkeitsprüfung und Identifizierung angesetzt.

Liegt eine Mischkultur vor, ist zu entscheiden, ob es sich um einen einzigen Erreger in Begleitung von Kontaminationskeimen oder um eine echte (seltene) Mischinfektion handelt. Kriterien sind die bekannte Pathogenität und das quantitative Verhältnis der Erreger. Im Zweifelsfalle sind beide Mikroorganismen getrennt zu testen.

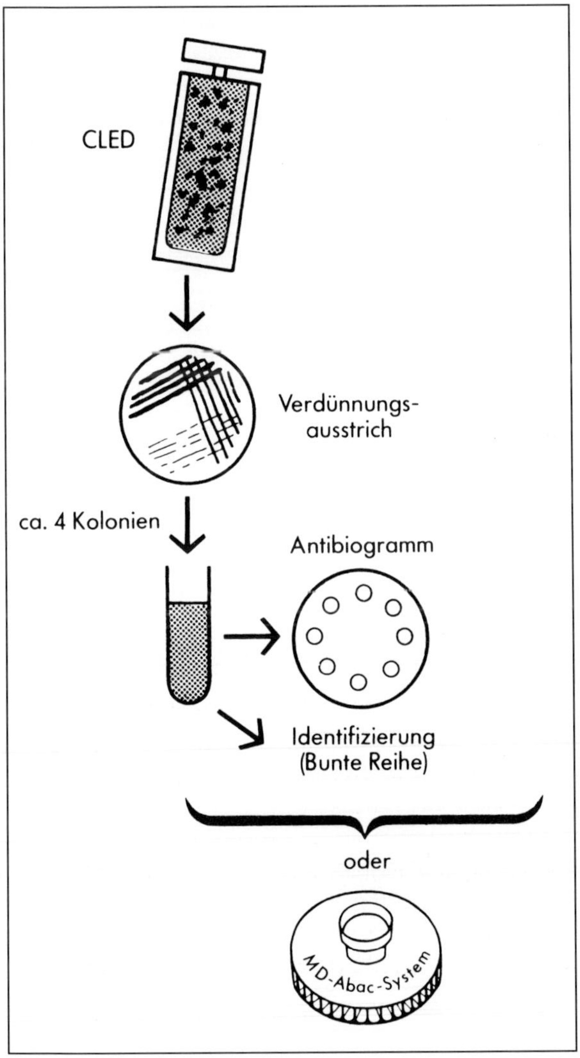

6. Identifizierung

6.1. Bedeutung der Erregeridentifizierung

Die Erregeridentifizierung bietet folgende Vorteile:

- Bei einem erneuten Infekt beim gleichen Patienten kann zwischen **Reinfektion und Rezidiv** unterschieden werden.
- Kenntnis des Erreger hilft prinzipiell bei der Auswahl des Chemotherapeutikums.

  Man kann eine hauseigene Statistik führen, und zwar nicht nur über die Häufigkeit bestimmter Erreger, sondern damit kombiniert auch über die Antibiotika-Empfindlichkeit der häufigeren Erreger.

  Dies liefert wichtige Entscheidungshilfen beim späteren therapeutischen Vorgehen.

  (Eine derartige Epidemiologie ist vor allem in der Klinik wichtig.)

  Da bei vielen Erregern die Resistenzlage gegen typische Antibiotika bekannt ist, können die Ergebnisse von Identifizierung und Antibiogramm im Sinne einer internen Qualitätskontrolle verknüpft werden.

6.2. Grundlagen der Taxonomie/Identifizierung

Taxonomie: Einteilung in Gruppen entsprechend der natürlichen Verwandtschaft.

Taxonomische Gruppen: Biologische Verwandtschaftsgruppen

Die Gliederung der hierarchischen Taxonomie:

Reinkultur	Stammbezeichnung (z.B. DSM Nr. 1103)
Arten (Spezies)	klein geschrieben (z.B. coli)
Gattungen (Genus, Genera)	groß geschrieben (z.B. Escherichia)
Familie	Endung auf -aceae (z.B. Enterobacteriaceae)

(Übergeordnete Gruppierungen wie Ordnungen und Klassen sind von keinem praktischen Interesse und finden auch in den neueren Standardwerken über Taxonomie wenig Beachtung.)

Keimidentifizierung

Die Keimidentifizierung kann nach verschiedenen Kriterien erfolgen*):

Morphologische Merkmale:	Zellform und -größe Färbeverhalten, z.B. nach Gram Kapselbildung (schleimige Kolonien)
Kulturelle Merkmale:	Morphologie der Kolonie (Kolonieform) Koloniefarbe

Biochemische Merkmale:	C-Quellen-Spektrum (z.B. Citrat)
	N-Quellen-Verwertung (z.B. Harnstoff)
	Verschiedene Enzymreaktionen
	  Koagulase-Aktivität
	  Katalase-Aktivität
	Säurebildung
	Gasbildung
	Verhalten gegen spezifische Hemmstoffe
	Geruch

Serologische Merkmale:	Spezifische Gruppenantisera zur schnellen Identifizierung von
	  enteropathogenen *E. coli*
	  Salmonellen
	  Shigellen
	  Streptokokken

*) nach Karl Heinz Wallhäußer „Sterilisation-Desinfektion, Konservierung“, 2. Auflage, Georg Thieme Verlag, Stuttgart 1978

6.3. Gramnegative Stäbchen

Merkmale

Die gramnegativen Stäbchen stehen bei Harnwegsinfektionen an erster Stelle.

Man erkennt sie:

- Im Gram-Präparat (rote stäbchenförmige Bakterien)
- Sie wachsen aufgrund ihrer Gallensalztoleranz auch auf MacConkey-Agar.
- Sie bilden größere Kolonien im Vergleich zu grampositiven Kokken (Faustregel: 30 x größer)

	Artikel-Nr.
MD-Oxidase-Teststreifen	11949

Gruppeneinteilung

Die gramnegativen Stäbchen werden in 2 Gruppen eingeteilt:

- Enterobacteriaceae
- Eine nicht sehr homogene Gruppe von Bakterien, die überwiegend oxidasepositiv sind und Glucose nicht fermentieren (vergären) können = Nonfermenter.

gramnegative Stäbchen
(sporenlos)

Enterobacteriaceae		Nonfermenter (Nichtgärer)
+ – fakultativ anaerob	Glucose-Fermentation Oxidase-Reaktion Wachstum	– + aerob
E. coli Proteus spp.	Beispiele	Pseudomonas spp.
Bunte Reihe (z.B. Enterotube, API 20 E, Abac-System)	weitere Differenzierung	spezielle Bunte Reihe (z.B. Oxi-Ferm-Tube, API 20 NE)

(Cytochrom-) Oxidase-Test

Der Oxidase-Test kann als einfache Farbreaktion durchgeführt werden.

Möglichkeiten:

- Reagenz auf Kolonie träufeln
- Kolonie auf Reagenz-getränktem Filterpapier ausstreichen
- Kolonie auf Teststreifen ausstreichen bzw. mit Teststreifen berühren

In allen Fällen führt eine positive Oxidase-Reaktion zu einer **violetten Verfärbung.**

Da die Nichtgärer Laktose-negativ sind, sollte der Oxidase-Test auf jeden Fall mit den farblosen Kolonien von MacConkey-Agar durchgeführt werden.

Reagenz: Tetramethyl-p-phenylen-diamin in DMSO (Lösung bzw. Streifen im Handel erhältlich).

Bemerkung:

1. Die Verwendung von Stahlösen kann beim Oxidase-Test stören.
2. Die Teststreifen sind im Kühlschrank zu lagern.
3. Die Durchführung auf MacConkey-Agar gewährleistet nicht immer eine gute Ablesbarkeit.

Enterobacteriaceae

Die Enterobacteriaceae bilden eine taxonomische „Familie“ mit folgenden gemeinsamen Merkmalen:

- gramnegative Stäbchen
- fakultativ anaerobes Wachstum, d.h., sowohl mit als auch ohne Sauerstoff
- Vergärung (Fermentation) von Glucose und ggf. von anderen Zuckern mit Bildung von Säure und manchmal von Gas
- Nitrat-Reduktion positiv
- Cytochrom-Oxidase-negativ

Einige ausgewählte biochemische Reaktionen wichtiger Erreger der Familie der Enterobacteriaceae:

Mikroorganismen	(S) H_2S-Bildung	(I) Indolbildung	(M) Beweglichkeit	Laktose-Vergärung
Escherichia coli	–	+	+/(–)	+
Klebsiella pneumoniae	–	–	–	+
Enterobacter spp.	–	–	+	+
Citrobacter spp.	–	–	+	meist +
Proteus vulgaris	+	+	+	–
Providencia rettgeri[1)]	–	+	+	–
Proteus mirabilis	+	–	+	–
Morganella morganii[2)]	–	+	+	–
Serratia marcescens	–	–	+	–

1) früher Proteus rettgeri
2) früher Proteus morganii

Die in der Tabelle angegebenen Reaktionen sind die, die in dem sogenannten SIM-Röhrchen abgelesen werden können.
(S. Schwefelwasserstoff; I: Indol; M: Motility – Beweglichkeit).

Die Laktosevergärung

Bestimmte Bakteriengruppen sind imstande, Laktose zu vergären, d.h. unter Säurebildung fermentativ (ohne Sauerstoff) abzubauen. In Laktose-Indikatormedien (z.B. CLED-, Chinablau-, MacConkey-, Endo-Agar) entsteht durch die Säurebildung (Änderung des pH-Wertes) eine Farbveränderung.

Diese Veränderung erlaubt die Einteilung der Enterobacteriaceae in zwei Gruppen:

- Laktose-positive wie *Escherichia coli, Klebsiella* und *Enterobacter*
- Laktose-negative wie *Proteus, Serratia* u. a.

Enterobacteriaceae

Laktose-positiv coliforme		Laktose-negativ andere
	Wachstum auf	
rot	MC-Agar	farblos
gelb	CLED-Agar	grünblau
rot, ggf. Fuchsin-Glanz	Endo-Agar	farblos

Außerhalb der Urinbakteriologie kommt der Laktosevergärung eine besondere Bedeutung zu.

Beispiele:

- Bei der Stuhl-Bakteriologie setzt man (ggf. nach einer Anreicherung) MacConkey-Agar ein und sucht inmitten der vielen „roten“ laktosevergärenden Kolonien (z.B. *E. coli*) nach hellen Kolonien, die evtl. Salmonellen sein könnten.
- Bei der Wasser-Bakteriologie wird *E. coli* als Indikatorkeim (Hinweis auf eine fäkale Verunreinigung) gesucht. Man filtriert eine Wasserprobe, legt das Filter auf eine Endo-Agar-Platte und sucht nach coliformen Kolonien.

Nonfermenter

Merkmale:

- Gramnegative Stäbchen und kokkoide (äußerst kurze) Stäbchen
- strikt aerobes Wachstum
- fermentieren keine Glucose (und demnach überhaupt keine Zucker!)
- besitzen das Enzym Cytochrom-Oxidase (einige wenige Nonfermenter sind Oxidase-negativ!)
- können bestimmte Zucker oxidativ (d.h. mit Sauerstoff) abbauen

Beispiele:

Pseudomonas aeruginosa ist der einzige Vertreter der Nonfermenter, der relativ häufig bei Harnwegsinfektionen gefunden wird. Diese Spezies ist auf Grund der angegebenen Merkmale und zusätzlich anhand seines typischen Wachstums (grünmetallischer Glanz, flache Kolonien mit gezackten Rändern, Geruch...) und seines Antibiogramms auch ohne Bunte Reihe zu identifizieren.

Pseudomonas aeruginosa ist der einzige Vertreter dieser Gruppe, der auch noch bei einer auf 42°C erhöhten Bebrütungstemperatur wächst.

Andere Nonfermenter bedürfen einer aufwendigeren Identifizierung und sollten ggf. an ein Fachlabor gesandt werden, z.B.:

- andere *Pseudomonas spp.* wie *P. fluorescens, P. putida*
- Stäbchen wie *Brucella, Bordetella, Legionella*
- Kokkoide Stäbchen und Kokken: z.B. *Acinetobacter* (Oxidase-negativ!), *Moraxella,* und auch pathogene Neisserien wie *N. gonorrhoeae* und eine Reihe von apathogenen Neisserien, wozu auch *Branhamella* zu rechnen ist.

Dies gilt auch für weitere nicht zu den Enterobacteriaceae gehörenden Organismen, wie *Vibrio, Aeromonas, Plesiomonas.*

6.4. Grampositive Kokken

Merkmale

- Im Gram-Präparat kleine blaue, kugelförmige Bakterien, haufenförmig, ketten- und paketförmig gelagert.
- Die Kolonien auf CLED-Agar sind klein und haben eine andere Konsistenz als gramnegative Kolonien: trockener, körniger.

Gruppeneinteilung

Das unterschiedliche mikroskopische Bild von Staphylokokken (einschließlich Mikrokokken) und Streptokokken (einschließlich Enterokokken) ist als Unterscheidungsmerkmal zu unsicher.
Sicher und einfach durchführbar ist die **Katalase**-Reaktion. Diese wird durchgeführt, indem man auf einem Glasobjektträger Kolonien in 3%igem H_2O_2 verreibt. Eine rasch auftretende Schaumbildung bedeutet eine positive Katalase-Reaktion.

grampositiv

Staphylokokken (einschließlich Mikrokokken)		Streptokokken (einschließlich Enterokokken)
Haufenkokken	Mikroskopie	Kettenkokken
positiv	Katalase	negativ

Staphylokokken und Mikrokokken gehören beide in die Gruppe der Micrococcaceae. Mikrokokken sind apathogen und gehören zur Haut- und Schleimhautflora. Im Gegensatz zu den Staphylokokken sind sie Bacitracin- (Antibiotika-Blättchen mit 0,4 E beschickt) empfindlich.

Staphylokokken

Einteilung

Von den über 30 beschriebenen Spezies interessieren nach neueren Erkenntnissen im wesentlichen drei Gruppen:

1. **Staphylococcus aureus:** die klassischen „pathogenen", Koagulase-positiven Staphylokokken.
   Eitererreger, produziert eine Reihe von Pathogenitätsfaktoren.
2. **Staphylococcus epidermidis:** Koagulase-negative Saprophyten (Hautbewohner). Fakultativ pathogen, z.B. als Erreger der Sepsis beim liegenden Venenkatheter.
3. **Staphylococcus saprophyticus:** Verwandt mit *S. epidermidis* und ebenfalls Koagulase-negativ.
   Bedeutung als Infektionserreger nur bei den Urogenitalinfektionen. *S. saprophyticus* vermehrt sich zwar weniger gut im Urin als die klassischen Erreger von Harnwegsinfektionen, hat jedoch eine hohe Affinität zum Urothel und wird als häufiger Erreger von Harnwegsinfektionen bei jungen Frauen angesehen.

Einteilungskriterien

1. Die Koloniefarbe (weiß bzw. gelb bis goldfarben) ist kein brauchbares Unterscheidungskriterium.
2. Die Mannit-Vergärung, die z.B. anhand der Verfärbung nach Gelb auf der ursprünglich rosa gefärbten Mannit-Kochsalz-Platte nachgewiesen werden kann, wurde früher oft als alleiniges Unterscheidungsmerkmal zwischen *S. aureus* und *S. epidermidis* benutzt. Der Wert dieser Reaktion wird dadurch eingeschränkt, daß *S. saprophyticus* sowohl Mannit-positiv (meistens) als auch -negativ sein kann.
3. Die Fähigkeit, Plasma zu koagulieren, wird heute als wichtigstes Kriterium für den Nachweis von *S. aureus* angesehen (Pathogenitätsmerkmal).
   Durchführung:
   - als klassische Röhrchen-Koagulase in Kaninchenplasma
   - als „Clumping Factor"-Test mit Plasma auf einem Objektträger
   - als käuflicher Hämagglutinationstest für den Clumping Facotr mit Schaferythrozyten, die mit Fibrinogen (aus Plasma) sensibilisiert (beladen) wurden.
4. Die Empfindlichkeit gegen Novobiocin unterscheidet *S. epidermidis* (empfindlich) und *S. saprophyticus* (resistent). Es wird der Hemmhof bewertet, der um ein 5 µg-Blättchen entsteht.
   (E > 14 mm, R < 14 mm auf Mueller-Hinton-Agar)

Differenzierungsschema

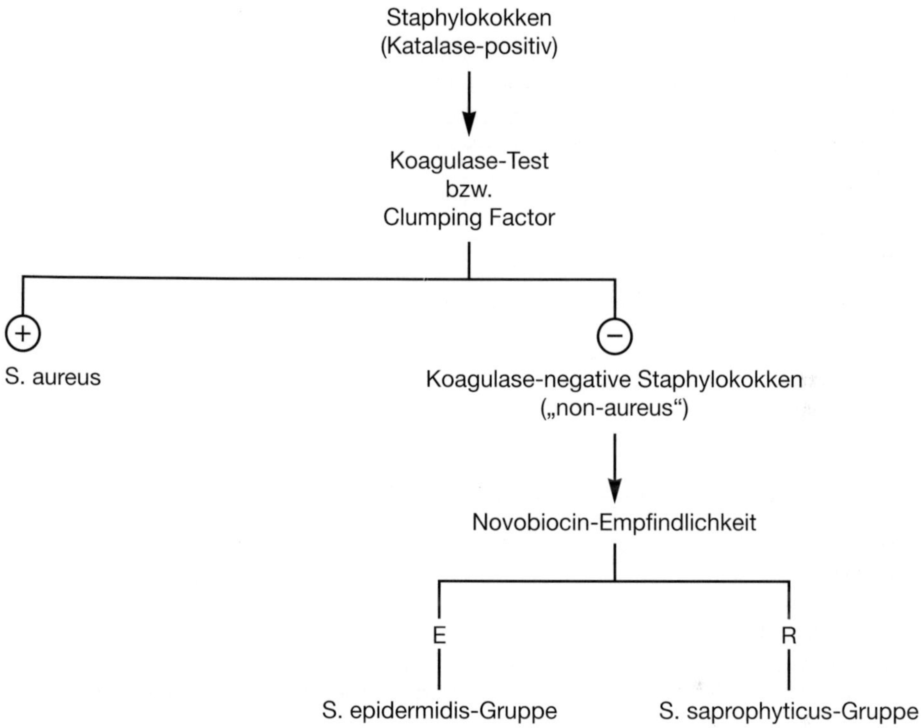

	Artikel-Nr.
MD-Staph	**11927**
MD-Mannit-Kochsalz-Agar	**11846**

R. Urbanczik:
Koagulase-negative Staphylokokken in Urinproben:
Die Häufigkeit ihres Vorkommens und die Empfindlichkeit gegen Chemotherapeutika.
Ärztl. Lab. **30**, 65–68 (1984)

Streptokokken

Nomenklatur und Taxonomie
Die Einteilung und Namensgebung der Streptokokken erfolgt im wesentlichen nach drei Gesichtspunkten, was die Zuordnung z.T. unübersichtlich erscheinen läßt.

Die sehr heterogene Gruppe der Streptokokken wurde in 3 Gattungen neu eingeteilt:

- Streptococcus
- Enterococcus
- Lactococcus

Spezies-Bezeichnungen
Es gibt über 20 verschiedene Spezies (Arten), wie z.B.:

S. pyogenes
E. faecalis
E. faecium
S. agalactiae
S. bovis

Hämolyse-Typen
Anhand der Hämolyse auf Blutagarplatten können drei Formen von Hämolyse unterschieden werden:

β- = vollständige Hämolyse
α- = vergrünende (unvollständige) Hämolyse
γ- = keine Hämolyse

Serologische Gruppen
Nach Lancefield werden die Streptokokken aufgrund der Anwesenheit von bestimmten Antigenen in die Gruppen A bis Q eingeteilt.

Beispiele:

D-Streptokokken
Hierzu gehören die Enterokokken mit dem wichtigsten Vertreter *Enterococcus faecalis,* der klassischerweise häufig bei Harnwegsinfektionen gefunden wird, wobei allerdings die ätiologische Bedeutung nicht immer gesichert ist.
Weitere Enterokokken sind *Enterococcus faecium, Enterococcus durans* u.a.
Ein anderer Vertreter der Gruppe D ist *Streptococcus bovis,* der jedoch nicht zu den Enterokokken gehört.

B-Streptokokken
Streptococcus agalactiae oder β-hämolysierende Streptokokken der serologischen Gruppe B können die Vagina besiedeln und bei Schwangeren ein Erregerreservoir bilden, wovon schwerwiegende Neonatal-Infektionen (Sepsis oder Meningitis beim Neugeborenen) ausgehen können.
Als Erreger von Harnwegsinfektionen, insbesondere bei der Frau, sind sie selten.

A-Streptokokken
Streptococcus pyogenes (β-hämolysierende Streptokokken der Gruppe A) ist der Erreger von Scharlach, Angina usw. (keine Bedeutung bei Harnwegsinfektionen).

Erkennung:
Serologische Bestimmungen und spezielle Bunte Reihen übersteigen in der Regel die Möglichkeiten des Praxislabors.

D-Streptokokken (hauptsächlich *E. faecalis*)
Auf Blutagar: kleine (1 bis 2 mm große) grauweißliche runde, leicht gewölbte Kolonien. Meist keine oder vergrünende Hämolyse.
Auf Äsculin-Azid- oder Äsculin-Galle-Agar wachsen die D-Streptokokken als kleine knopfförmige, schwarzbraune, metallisch glänzende Kolonien.

B-Streptokokken *(Streptococcus agalactiae)*
Auf Blutagar: kleine runde Kolonien, meist mit β-Hämolyse.
Auf CLED-Agar sehr kleine, leicht zu übersehende farblose Kolonien.
Zum Nachweis von B-Streptokokken ist eine Blutplatte notwendig. (CAMP-Test: Nachweis der verstärkten β-Hämolyse auf einer Blutplatte mittels *Staphylococcus aureus,* s. Fachliteratur.)

Differenzierungsschema

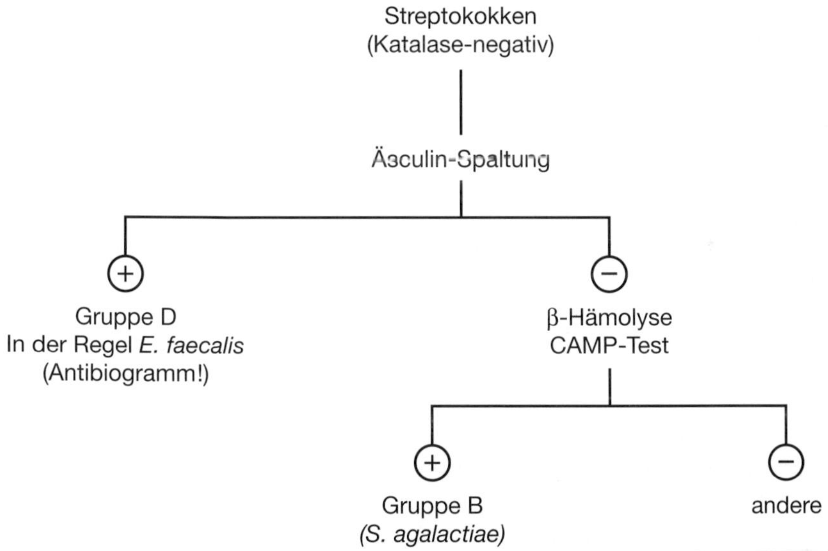

	Artikel-Nr.
MD-Enterokokken-Agar	**11857**

H. E. Müller:
Streptokokken der serologischen Gruppe B.
In: H.-G. Sonntag, H. E. Müller:
Infektionserreger in Praxis und Krankenhaus.
mhp Verlag GmbH, Mainz 1981, Seite 107–120

6.5. Sonstige Bakterien

Die gramnegativen, aerob wachsenden, meist Oxydase-positiven Diplokokken sind in der Familie der Neisseriaceae zusammengefaßt. Wichtigster Vertreter ist *Neisseria gonorrhoeae,* der nur auf speziellen Nährmedien und unter CO_2-Anreicherung wächst.

Im Urogenitaltrakt können noch weitere saprophytäre Neisserien vorkommen; sie wachsen auf Nährmedien wie CLED-Agar, Blut-Agar usw. Auch *Bramhamella catarrhalis* und *Moraxella, Urethrella* gehören dazu. *Acinetobacter* ist im Gegensatz zu den anderen Neisseriaceae Oxidase-negativ und wird auch bei klassischen Harnwegsinfektionen gefunden.

Grampositive Stäbchen spielen bei Harnwegsinfektionen keine Rolle.

Zu beachten sind:

- *Lactobacillus:* natürlicher Bestandteil der Vaginalflora (Döderleinsche Stäbchen)
- apathogene Corynebakterien: saprophäre Keime von Haut und Schleimhäuten
- *Bacillus:* große sporenbildende Stäbchen, Verunreinigungen aus Luft, Staub, Wasser usw. (ubiquitär verbreitet)

6.6. Sproßpilze, Hefen

Sproßpilze und Hefen sind keine Bakterien:

Unterschiede

- Es sind Eukaryonten, besitzen einen echten Zellkern mit Membran.
- Die Zellen sind wesentlich größer: 2–10 µm (Bakterien um 1 µm).
- Sie vermehren sich durch Knospenbildung (anstatt Zweiteilung).
- Sie können Myzel bilden.
- Sie sind Antibiotika-unempfindlich.
- Die Zellwand besteht aus Chitin und/der Zellulose (anstatt Murein).

Bedeutung für Harnwegsinfektionen

Candida sp., besonders *C. albicans*

- vor allem bei chronischen Infektionen
- bei abwehrgeschädigten Patienten (Filtration aus der Blutbahn)

Erkennung

- mikroskopisch: große ovale Zellen,
  im Gram-Präparat: rote Zellwände, violetter Zellinhalt
- auf CLED: porzellanweiße cremige kleine Kolonien
- auf MacConkey-Agar: im allgemeinen kein Wachstum

Als Nachweismethode zur Bestätigung des Verdachts *„Candida albicans"* eignen sich u.a. die Keimschlauchbildung in Serum und die Bildung von Pseudomyzel und Chlamydosporen auf Reis-Agar.

Die Identifizierung der selten vorkommenden Hefen, die nicht zur Spezies *Candida albicans* gehören (anhand von morphologischen und biochemischen Merkmalen) übersteigt im allgemeinen die Möglichkeiten des Praxislabors.

	Artikel-Nr.
MD-Nickerson-Agar	**19061**

K. A. Owusu-Ankomah, J. Müller, B. Nold:
Der diagnostische Wert von Sproßpilz-Keimzahlbestimmungen im Urin.
Schwerpunkt Medizin, Bd. **2**, Heft 3 (1979)

6.7. Identifizierung von gramnegativen Keimen

Bedeutung der Bunten Reihe

Die bisher besprochenen einzelnen Nachweise erlauben nur eine grobe, „vorläufige" Differenzierung. Für eine genaue Identifizierung bis zur Spezies (Art) benötigt man eine Reihe von biochemischen Reaktionen. Hierbei wird die Fähigkeit des Keimes überprüft, bestimmte biochemische Substrate abzubauen, umzuwandeln, zu verwerten.

Beispiele: Harnstoffspaltung, Citratverwertung, Produktion von H_2S, Fermentierung von verschiedenen Zuckern, Produktion von Indol.

Hierbei werden Indikatorsysteme verwendet, welche bei positiver Reaktion zu unterschiedlichen Farbveränderungen führen. Man nennt diese Versuchsreihe deswegen **Bunte Reihe**. Ausgewertet wird, indem man die abgelesenen Reaktionen mit Tabellen, Fließschemata oder Auswertebüchern vergleicht.

Hierbei sollte man bedenken, daß einzelne Stämme einer Spezies einzelne, von der Norm abweichende (atypische) Reaktionen aufweisen können. Man spricht von atypischen Keimen oder Abweichlern. Auch aus diesem Grunde darf eine Identifizierung sich nicht auf zu wenige Reaktionen stützen.

Bei der Durchführung der biochemischen Identifizierung gibt es eine Reihe von möglichen Verfahren. Man kann die Reaktionen in einzelnen Röhrchen oder in fertigen käuflichen Systemen ansetzen: Streifen, Küvetten, Mikrotitrationsplatten usw.

Auswertungsmöglichkeiten:

- Tabellen
- Fließschemata
- computerunterstütze numerische Taxonomie

Computerunterstützte numerische Taxonomie

Die Verwendung computerunterstützter numerischer Codier- und Identifizierungssysteme hat sich in den letzten Jahren weitgehend durchgesetzt.

Das Verfahren ist entstanden aus mehreren aufeinander aufbauenden Stufen:

1. Klassische Bunte Reihe in Einzelröhrchen. Manuelle Beimpfung. Ablesung mit dem bloßen Auge. Auswertung mittels Tabellen und Fließschemata.
2. Bunte Reihe im käuflichen Mehrkammersystem mit vereinfachter Beimpfung. Ablesung und Auswertung wie 1.
3. Zusätzlich zu 2. wird die Auswertung erleichtert. Die Ergebnisse der verschiedenen biochemischen Reaktionen werden in eine leicht zu handhabende numerische Form (Codezahl) gebracht, und die damit übereinstimmende Spezies-Bezeichnung wird in einem Auswertebuch nachgeschlagen.
   Die Genauigkeit steigt, weil auch atypische Keime erfaßt werden können.
4. Die abgelesenen Reaktionen werden direkt in einen Rechner eingegeben. Dieser vergleicht die Angaben mit einer Datenbank, welche die wahrscheinlichsten Ergebnisse für die verschiedenen Keimspezies enthält. Die Spezies, die am besten zu den Reaktionen des zu identifizierenden Keimes paßt, wird vom Computer als Ergebnis mitgeteilt.
   Das automatische Ablesen der Reaktionen mittels Photometer, online mit dem Computer gekoppelt, läßt sich nur in großen Geräten verwirklichen.

Vorteile

Die Datenbank enthält auch Angaben über atypische Reaktionen, so daß im allgemeinen auch Stämme mit unüblichen Reaktionsmustern richtig identifiziert werden können.

Der Computer vergleicht objektiv alle Spezies aus seiner Datenbank; die Subjektivität des Ablesers wird ausgeschlossen.

Einschränkungen

Jedes Identifizierungssystem kann nur dann einwandfreie Ergebnisse liefern, wenn mit Reinkulturen gearbeitet wird und der Stamm vorher der richtigen Gruppe (grampositiv, gramnegativ) zugeordnet wird.

Wird versehentlich eine Mischkultur eingesetzt, addieren sich die positiven Reaktionen, und die möglich Antworten des Rechners sind:

- Er ermittelt aus der Summe der Reaktionen der Mischkultur eine „passende“ Spezies, wodurch die falsche Identifizierung entsteht.
- Er meldet: Unklares Profil, weitere Abklärung notwendig.

6.8. Die häufigsten Erreger

Escherichia coli

Haupterreger von Harnwegsinfektionen, insbesondere bei jüngeren Frauen.

Proteus-Gruppe

Diese Erreger spalten Harnstoff und alkalisieren den Urin. Daher Gefahr von Konkrementbildung, häufig mit Steinleiden assoziiert.

Proteus mirabilis (Indol-negativ)
Wichtigster Erreger aus der Gruppe. Besonders häufig bei Knaben mit angeborenen Mißbildungen.

Weitere *Proteus spp.* (Indol-positiv)
Typisch bei chronischen sekundären bzw. nosokomialen Harnwegsinfektionen. Schwer therapierbar, oft hochresistente Stämme. Lokale Häufungen (urologischer Hauskeim) einer Spezies nicht selten.
Die *Proteus*-Gruppe: *P. vulgaris, Morganella morganii (P. morganii), Providencia rettgeri.*

Klebsiella, Enterobacter, Serratia

Meist bei sekundären oder komplizierten Harnwegsinfektionen. Lokale Häufungen möglich. Therapie schwierig, z.T. hochresistente Stämme.

Klebsiella pneumoniae: am häufigsten in der Gruppe.
Weitere Klebsiellen, z.B. *K. oxytoca.*
Enterebacter spp., z.B. *E. cloacae, E. agglomerans, seltener Serratia marcescens* u.a.

Pseudomonas aeruginosa

Nahezu nie bei primären Harnwegsinfektionen. Oft bei chronischen obstruktiven Infektionen. Bei Dauerkatheterträgern. Hochresistent.

Enterokokken (insbesondere *E. faecalis*)

Zu 5–10% in Urinkulturen. Echte und schwere Infektionen nicht häufig. Kaum Resistenzprobleme.

B-Streptokokken *(S. agalactiae)*

Insbesondere bei Frauen nicht selten.

Staphylokokken

S. saprophyticus
Erst in den 70er Jahren wurde erkannt, daß Zystitiden und Harnwegsinfektionen junger Frauen häufig durch diese Koagulase-negativen Staphylokokken verursacht werden.

S. aureus
Häufig bei Protatitis. Bei typischen Harnwegsinfektionen selten.

S. epidermidis
Gehört zur normalen Flora der vorderen Urethra. Als Erreger selten.

Weitere Erreger (z.T. äußerst selten)

- *Acinetobacter sp.*
- *Pseudomonas sp.* (nicht *P. aeruginosa*)
- D-Streptokokken, aber nicht *E. faecalis*
- weitere Streptokokken (nicht B, nicht D)
- *Citrobacter sp.*
- *Salmonella sp.*
- Anaerobier
- *Candida sp.* (nicht *C. albicans*)
- andere Hefen wie *Candida glabrata*
- *Achromobacter sp.*
- *Corynebacterium sp.*

W. Stille:
Bakteriologische Grundlagen:
In: W. Stille, A. Schilling:
Infektionen des Harntraktes, Zuckschwerdt Verlag, München, Bern, Wien 1983, Seite 8–14

M. Schneiders et al.:
Zur Erregerverteilung und Resistenzsituation bei Harnwegsinfektionen in der Urologie.
Hygiene und Medizin **10**, 2–12 (1985)

6.9. Typisches Wachstum einiger Erreger

Mikroorganismus	Gram-Färbung	Zellform	Laktose-Vergärung	CLED-Agar Nährbodenfarbe	CLED-Agar Kolonie	MacConkey-Agar Nährbodenfarbe	MacConkey-Agar Kolonie
Escherichia coli	–	Stäbchen	+	gelb	gelb; flach; groß (2–3 mm)	rot, mit Präzipitat	rot; flach; groß (2–3 mm)
Klebsiella	–	Stäbchen	(+)	gelbgrün	gelb; sehr schleimig; groß (2–4 mm)	rot, meist ohne Präzipitat	rosa; schleimig; groß (2–4 mm)
Enterobacter	–	Stäbchen	+	gelb	gelb; schleimig; groß (2–3 mm)	rot, ohne Präzipitat	rosa; schleimig; groß (2–3 mm)
Staphylokokken	+	Kokken (Haufen)	+/–	gelblich oder farblos	anfangs weiß, dann gelb; glatt; stecknadelkopfgroß	unverändert	kein Wachstum
Enterokokken	+	Kokken (kurze Ketten)	+	gelblich	gelb; opak; klein (ca. 0,5 mm)	unverändert	kein Wachstum
Proteus mirabilis	–	Stäbchen	–	grünblau	farblos; flach; Rand häufig sternförmig; mittelgroß (1–2 mm)	gelblich-rosa	farblos; flach; rund; mittelgroß (1–2 mm)
sonstige Proteus-arten	–	Stäbchen	–	grünblau	durchsichtig; meist klein (ca. 1 mm)	gelblich-rosa	durchsichtig; meist klein (ca. 1 mm)
Pseudomonas	–	Stäbchen	–	grünblau	farblos mit blaugrünem Schimmer; meist groß (2–3 mm)	gelblich-rosa	durchsichtig mit blaugrünem Schimmer; rund; mittelgroß (1–2 mm)
Candida	(+)	große ovale Zellen	–	grünblau	klein	unverändert	kein Wachstum

7. Empfindlichkeitsbestimmung (Antibiogramm)

7.1. Bedeutung

Die Empfindlichkeitsbestimmung (Resistenzprüfung) hat zum Zweck, eine Auswahl an Wirkstoffen zu ermitteln, die mit großer Wahrscheinlichkeit gegen den in Reinkultur isolierten Erreger wirksam sind.

Die endgültige Auswahl des Wirkstoffes und des Medikaments ist keine mikrobiologische Entscheidung mehr, sondern geschieht unter klinischen, pharmakologischen, pharmakokinetischen und anderen Gesichtspunkten.

Im wesentlichen können bei der Resistenzprüfung zwei Methoden zum Einsatz kommen:

- **Der Agardiffusionstest.**
- **Das Dilutionsverfahren.**

7.2. Grundlagen: MKH, Grenzkonzentrationen, Bewertungsstufen

Die minimale Hemmkonzentration (MHK) ist die niedrigste Wirkstoffkonzentration, die notwendig ist, um die Vermehrung eines Keimes vollständig zu hemmen.

Die MHK wird mit dem bekannten Reihenverdünnungstest bestimmt.

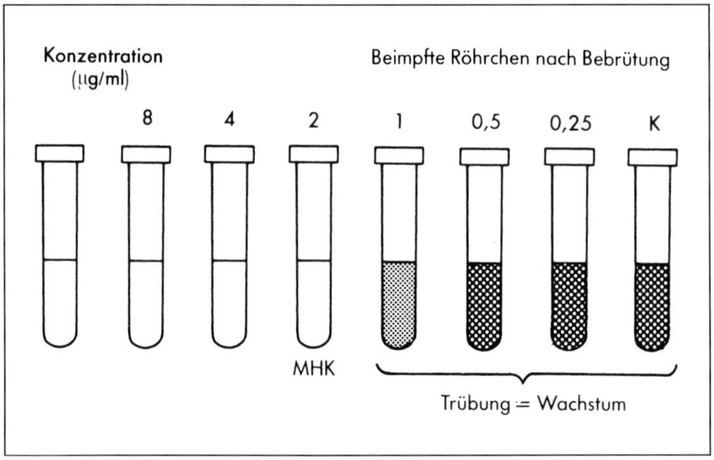

Die Bestimmung der MHK bringt uns zunächst nicht weiter, da es sich hier nur um ein reines **In-vitro**-Ergebnis handelt.

Wichtig ist vielmehr, ob es möglich ist, in vivo (d.h. im Körper, eigentlich: am Ort der Infektion) eine Wirkstoffkonzentration aufzubauen bzw. aufrechtzuerhalten, die mindestens so groß ist wie die MHK. In diesem Fall kann man sagen:

„Das Mittel ist wirksam“ oder
„der Keim ist sensibel (empfindlich)“

Es hat sich für viele Wirkstoff bewährt, **zwei** „In-vivo“-Konzentrationen (Spiegel) zu definieren:

- die bei normaler Dosierung erreichbare Konzentration
- die bei erhöhter Dosierung erreichbare Konzentration

Man verwendet dafür den Ausdruck **Grenzkonzentrationen** (Kritische Konzentrationen, Break points)

Hierbei handelt es sich zunächst einmal um **Serum**spiegel (Blutspiegel, Plasmaspiegel)!

Da wir nun mit zwei Grenzkonzentrationen arbeiten, müssen wir neben den Bezeichnungen „resistent“ = R und „sensibel“ = S eine **dritte Bewertungsstufe** definieren: **intermediär** (teilempfindlich, teilresistent, mäßig empfindlich) = I.

Die Bedeutung geht aus dem nachstehenden Schema hervor:

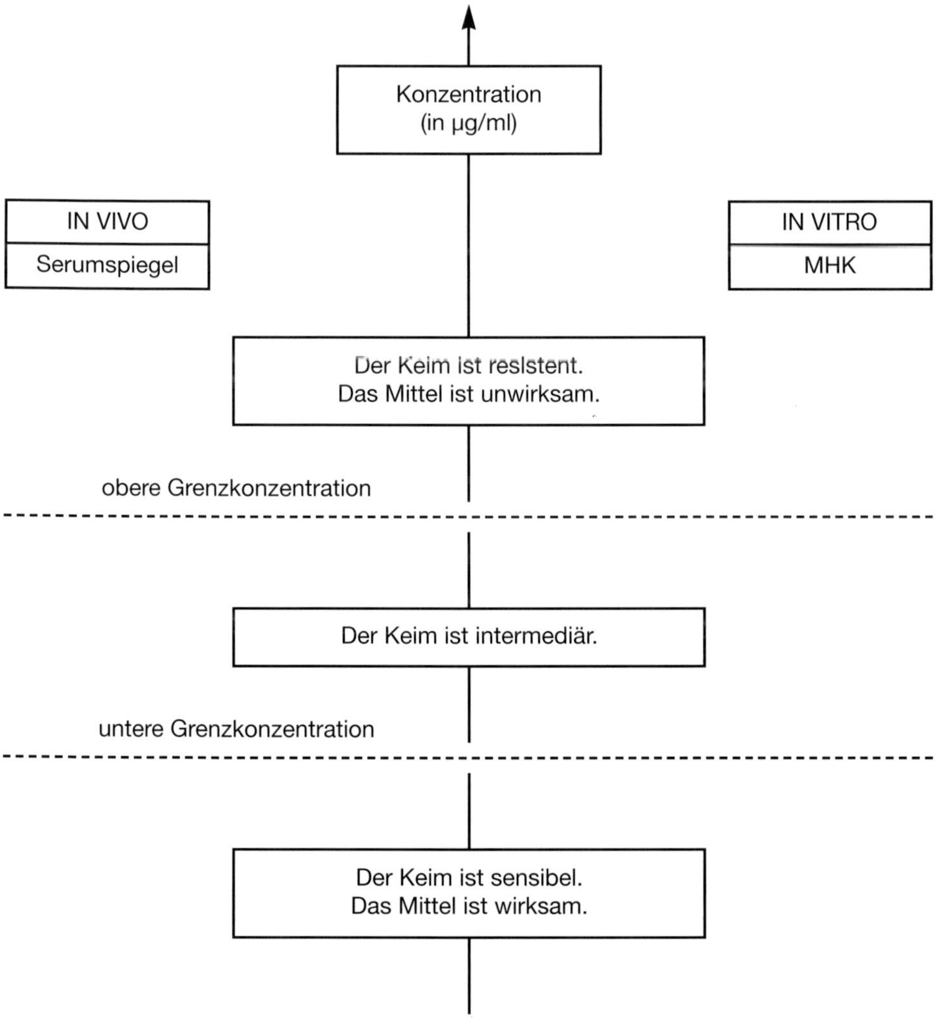

Der intermediäre Bereich kann als eine Art **„Sicherheitsbereich“** angesehen werden, indem er eine Pufferzone zwischen den Bewertungsstufen „resistent“ und „sensibel“ schafft. Im allgemeinen soll ein derartiges Mittel nur dann eingesetzt werden, wenn keine anderen anwendbaren Antibiotika und Chemotherapeutika wirksam sind. Rein theoretisch müßte in diesem Falle eine erhöhte Dosierung angewandt werden.

Grenzkonzentrationen

Nur für einige typische Harnwegspräparate beziehen sich die Grenzkonzentrationen auf Urinspiegel, ansonsten auf Serumspiegel.

Man vergleiche hierzu DIN 58940, Teil 4, Beiblatt 1, Abs. 1.3.: Die seit Jahren diskutierte und nach wie vor offene Frage einer Chemotherapie von Harnwegsinfektionen auch ohne antibakteriell effektive Blut- und Gewebespiegel allein auf Grund hoher Wirkstoffkonzentrationen im Urin bleibt bei der (vorstehenden) therapeutischen Bewertung der minimalen Hemmkonzentration zunächst unberücksichtigt.

Die Empfehlungen der International Collaborative Study (ICS) sehen hierfür eine besondere Empfindlichkeitsstufe 3 vor („therapeutischer Effekt wahrscheinlich bei lokalisierten Infektionen an Stellen, in denen der antibakterielle Wirkstoff durch physiologische Vorgänge konzentriert wird oder lokal appliziert werden kann“).

Bis zu einer sicheren Klärung dieser Frage könnte es vertretbar sein, „mäßig empfindliche“ Erreger von Harnwegsinfektionen als therapeutisch beeinflußbar anzusehen, wenn das verwendete Chemotherapeutikum auch ohne Gewebespiegel zu hohen Wirkstoffkonzentrationen im Harn führt und keine organischen oder funktionellen Abflußbehinderungen bestehen. Dies gilt speziell für die als „Break point“ gewählten Harnspiegel von Nitrofurantoin.

7.3. Dilutionsverfahren als Referenzmethode

Die Dilutionsverfahren sind als Referenzmethode zu betrachten, da hier ein direkter Vergleich zwischen der gemessenen MHK und den Break points erfolgt.

In der Praxis kann die Durchführung mit zwei Methoden erfolgen:

1. Eigentlicher Reihenverdünnungstest mit dem quantitativen Ergebnis „MHK“ in µg/ml.
2. Ein „verkürzter“ oder „reduzierter“ Reihenverdünnungstest nach der Break-point-Methode, bei der nur zwei Konzentrationen eingesetzt werden. Das Ergebnis ist rein qualitativ: es wird die Bewertungsstufe (sensibel, resistent, intermediär) erhalten.

   Der Test wird folgendermaßen bewertet:

Break-point-Methode

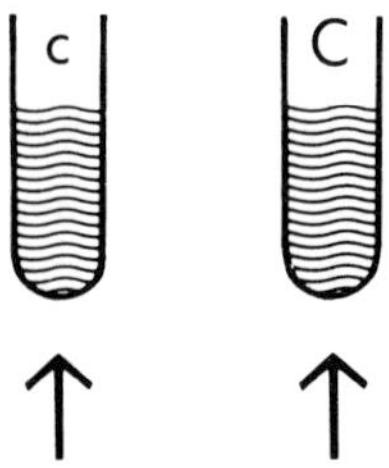

Möglichkeiten

Grenzkonzentrationen		Interpretation
+	+	resistent (R)
–	–	sensibel (S)
+	–	intermediär (I)
–	+	„Nonsens“ (N)

c, C: untere bzw. obere Grenzkonzentration
+ bedeutet Wachstum, festgestellt durch Trübung im Röhrchen

Für beide Methoden sind Systeme im Handel erhältlich.

Beispiel: das MD-Abac-System mit kreisförmig angeordneten Kammern.

7.4. Der Agardiffusionstest als abgeleitete Methode

Der Agardiffusionstest (ADT, Blättchentest) wurde in den 60er Jahren entwickelt – als eine schnelle und einfache Routinemethode, um Bakterien zu testen, die die Wachstumsgeschwindigkeit von Enterobacteriaceae haben.

Trotz der vielen Unzulänglichkeiten hat dieser Test bisher die größte Verbreitung in der Routine.

Hierbei sollte man jedoch nicht vergessen, daß der Agardiffusionstest nur eine abgeleitete Methode sein kann: die gemessenen Hemmhofdurchmesser (in mm!) müssen irgendwie zur MHK des Wirkstoffes in Beziehung gebracht werden. Hierbei nehmen die methodisch bedingten Fehlerquellen im Vergleich zu den Dilutionsverfahren zu.

Entstehung der Hemmzonen

Beim Agardiffusionstest laufen zwei dynamische Vorgänge parallel ab:

1. Durch Diffusion aus dem Blättchen baut sich ein Wirkstoffgradient auf – die Konzentration im Agar nimmt mit steigendem Abstand vom Blättchen ab.

Der Diffusionsvorgang hängt von mehreren Faktoren ab:

- Eigenschaften des Papierblättchens
  Dicke und Durchmesser des Papiers
  Saugfähigkeit des Papiers
- Beschickungsmenge des Antibiotikums auf dem Blättchen (Beladung)
- Eigenschaften und Zusammensetzung des Agars: Dicke, Ionenstärke, Viskosität, Wassergehalt usw.
- Umgebungstemperatur
- Physikalische Eigenschaften des Antibiotikums: Löslichkeit in Wasser, Molekulargewicht, Polarität und Ladung des Moleküls

2. Nach einer Übergangszeit kommen die Keime in die logarithmische Wachstumsphase und vermehren sich laufend, bis ein sichtbares Wachstum (Kolonien) auftritt.

Die Wachstumsgeschwindigkeit wird von folgenden Faktoren beeinflußt:

- Menge der eingebrachten Zellen (KBE)
- Wachstumsstadium der eingebrachten Zellen
- Nähreigenschaften des Mediums
- Temperatur
- Belüftung
- ggf. Prädiffusionszeit bei 4°C Raumtemperatur

Der Rand der Hemmzone liegt dort, wo zur Zeit des Entstehens eines sichtbaren Wachstums die Konzentration im Agar die MHK gerade eben erreicht, so daß die weitere Vermehrung gestoppt wird.

Da sowohl der Diffusionsvorgang als auch die Wachstumsgeschwindigkeit von vielen nicht beherrschbaren methodischen Faktoren abhängen, ist es unmöglich, eine einfache (mathematische) Beziehung zwischen dem gemessenen Hemmzonendurchmesser und der zu ermittelnden MHK aufzusetzen.

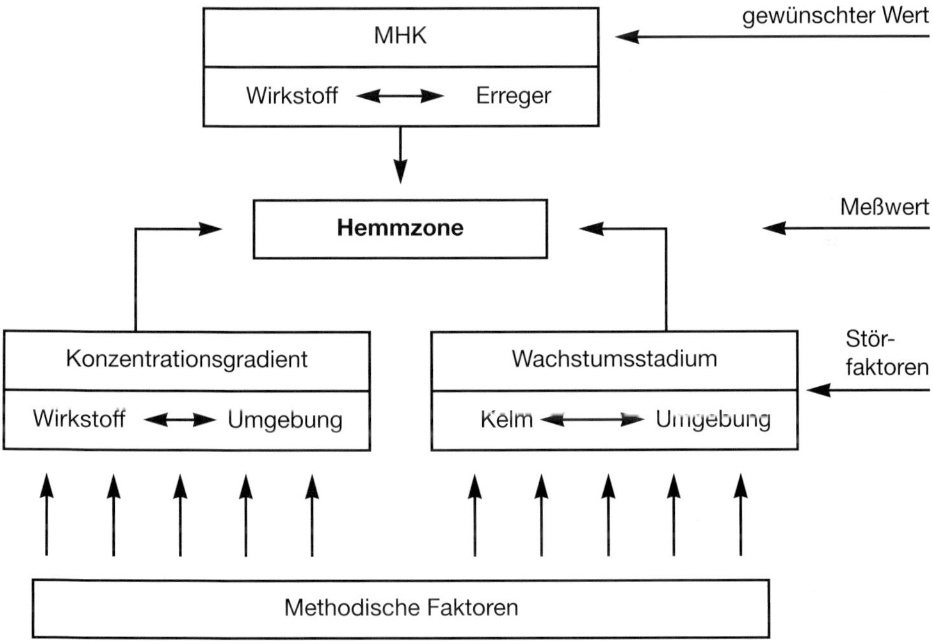

Um trotz dieser „Störfaktoren“ Kriterien für die Bewertung abzuleiten, wird rein experimentell vorgegangen. In einer längeren Versuchsreihe mit vielen Stämmen wird in einem Referenzlabor für jedes Antibiotikum eine sogenannte Regressionsgerade erstellt. Diese ist eine Art Eichgerade, die die Korrelation zwischen der MHK (als Ergebnis eines Reihenverdünnungstestes) einerseits und dem Hemmhofdurchmesser (als Ergebnis eines ADT) andererseits grafisch wiedergibt.

Die oben besprochenen Bewertungsgrenzen oder Break points für die MHK (im µg/ml) werden mit Hilfe dieser Geraden in Bewertungsgrenzen (in mm) für die Hemmzonendurchmesser umgewandelt.

Das erhaltene Meßergebnis (Hemmzone) hängt, wie oben besprochen, bei diesem abgeleiteten Verfahren nicht nur von der uns interessierenden Größe MHK ab, sondern auch von einer Reihe von störenden methodischen Faktoren, die eine direkte Umrechnung von Hemmzonen in MHK praktisch unmöglich machen.

Schematische Darstellung über die Ableitung der Bewertungsmaßstäbe:

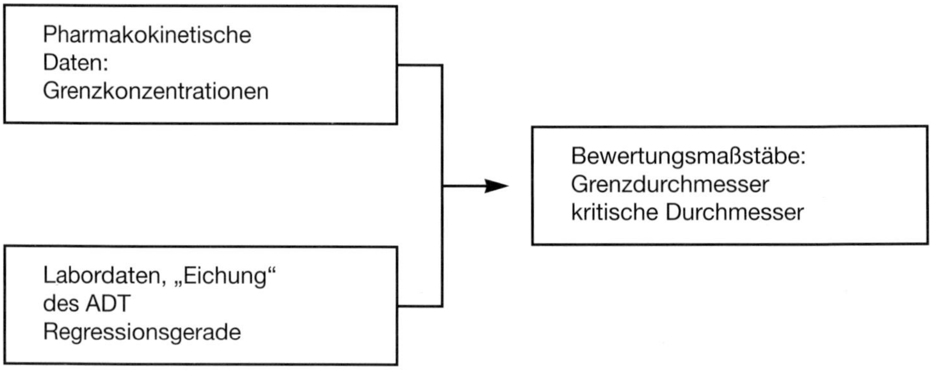

Am Beispiel Pipemidsäure wird gezeigt, wie aus dem Break point „16 µg/ml" mit Hilfe der Regressionsgeraden der Wert „13 mm" als Grenze für den Agardiffisionstest abgeleitet wird.

Das heißt Hemmhofdurchmesser < 13 : R
Hemmhofdurchmesser ≥ 13 : S

Ein Bereich „intermediär" ist nicht definiert.

Regressionsanalyse für Pipemidsäure

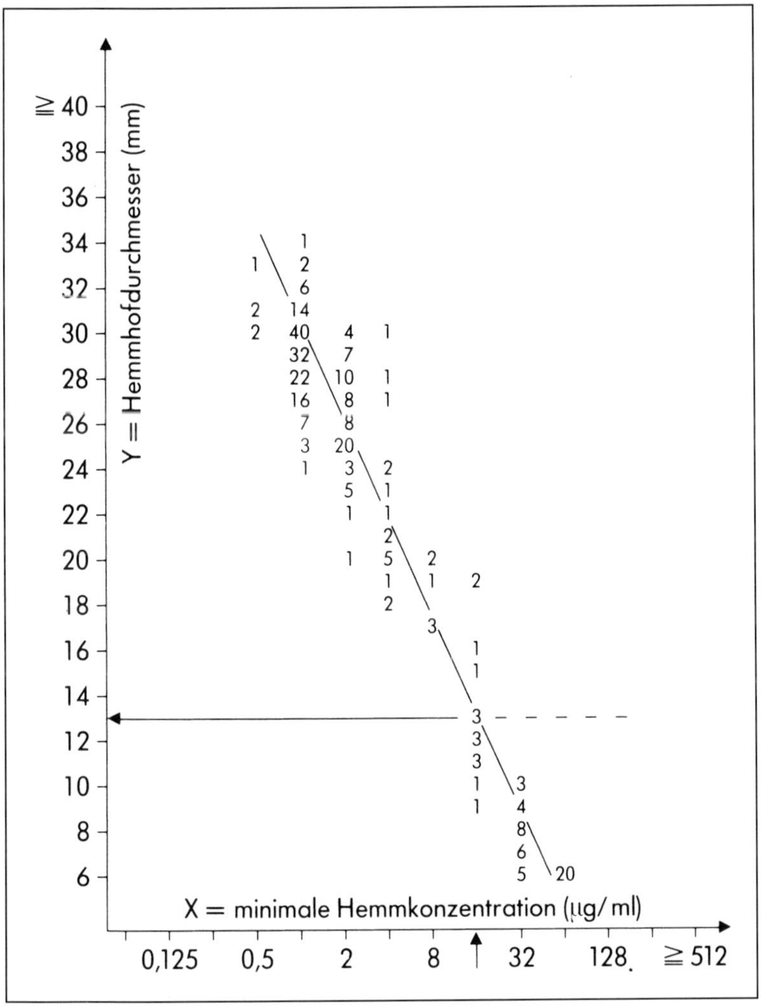

Regressionsanalyse für Pipemidsäure (Disc: 20 µg) auf DST-Agar (Oxoid) mit verschiedenen Bakterienspezies. Regressionsgerade sowie Verteilung (Anzahl) der Kulturen mit bestimmten Hemmhofdurchmessern und MHK-Werten. n = 300
(H. GRIMM, Institut f. Med. Mikrobiologie u. Klin. Chemie – Labor Dr. GÄRTNER – Weingarten (Württ.)

Interpretation des Hemmhofdurchmessers – Interne Qualitätskontrolle

Die abgeleiteten Grenzwerte für den ADT können in Interpretationstabellen zusammengefaßt werden, ohne daß die Regressionsgerade selbst noch benötigt würde. Hierbei muß nicht jedes Labor selbst diese Experimente nachvollziehen, sondern es kann veröffentlichte Hemmhofgrenzen verwenden, – vorausgesetzt, die gesamte Methodik wird peinlichst genau nachvollzogen.

In verschiedenen Arbeitsgruppen wurden unterschiedliche standardisierte Methoden beschrieben, z.B. nach DIN, nach ICS, nach Ericson, nach WHO, nach Bauer-Kirby.

Bei der Durchführung und Bewertung des ADT ist sicherzustellen, daß die angewandte Methode und die Interpretationstabelle zusammengehören.

Um die genaue Einhaltung der Standardisierung zu überprüfen, sollten festgelegte Kontrollstämme mitgetestet werden. Für diese liegen Toleranzgrenzen hinsichtlich der Hemmzonen vor.

Die allgemein empfohlenen Kontrollstämme sind bei Stammsammlungen wie DSM (Deutsche Sammlung für Mikroorganismen, Braunschweig) oder ATCC (American Type Culture Collection) unter nachstehenden Sammlungsnummern erhältlich:

- *E. coli* ATCC 25922 oder DSM 1103
- *S. aureus* ATCC 25923 oder DSM 1104
- *P. aeruginosa* ATCC 27853 oder DSM 1117

Nachstehende Tabelle zeigt, welche Angaben in vollständigen Interpretationstabellen aufgeführt werden sollten.

Interpretationstabelle für den Agardiffusionstest am Beispiel Pipemidsäure

Wirkstoff Beschickung des Blättchens in µg Code auf dem Blättchen Methode		Pipemidsäure 20 PI-20 DIN
Verwendete Grenzkonzentrationen (µg/ml)		16
Grenzdurchmesser in mm	R I S	< 13 –/– ≧ 13
Hemmzonen der Kontrollstämme (mm)	E. coli S. aureus P. aeruginosa	24–28 12–14 12–16

7.5. Methodenvergleich: Dilutionsverfahren – Agardiffusionstest

	Dilution[1]	Diffusion[2]
Referenzmethode klassische Routinemethode	+ –	– +
methodischer Aufwand[3] Genauigkeit, Zuverlässigkeit	gering sehr gut	gering mäßig
quantitative Aussage qualitative Aussage	+ (möglich) +	– +
Möglichkeit, vorgefertigte Systeme zu verwenden	sehr gut	gut
Flexibilität[3]	mäßig	sehr gut
Tendenz[3]	steigend	abnehmend

1) Bouillon-Verdünnungsmethode
2) ADT, Blättchentest
3) bei Verwendung käuflicher Systeme (z.B. MD-Abac-System)

7.6. Der standardisierte Agardiffusionstest

Die nachfolgend beschriebene Methode entspricht DIN/ICS, was sich vor allem darin äußert, daß semikonfluierendes (kopfsteinpflasterartiges) Wachstum angestrebt wird.

Durchführung

1. In ca. 5 ml Kochsalzlösung (oder Wasser) eine Bakteriensuspension mit Dichte „MacFarland Nr. 0,5“ ansetzen (gerade eben sichtbare Trübung). Für gramnegative Keime reicht es, eine Schlierenbildung beobachtet zu haben, für grampositive etwas stärkere Trübung.

   Hierzu verwendet man Material von 4–5 gleich aussehenden Kolonien des Erregers, abgenommen von einem Verdünnungsausstrich.
2. Watteträger in die Suspension eintauchen und auf einr Mueller-Hinton-Platte in 3 Richtungen homogen verteilen.
3. Blättchen auflegen, am besten mit Dispenser mit Andruckmechanismus. Ansonsten mit Pinzette andrücken.
4. Nach Inkubation (36±1°C, 16 Std.) Durchmesser der Hemmhöfe mit Lineal oder Schablone ausmessen. Ergebnisse mit Auswertetabellen vergleichen.
5. Ergebnis als R, S oder I registrieren.
6. Kontrollstamm mitlaufen lassen. Hemmhöfe überprüfen.

Alternativen

Abweichungen von den vorgeschlagenen Techniken sind erlaubt, sofern sie das Ergebnis nicht beeinflussen.

Kriterien hierbei sind:

- Das Erreichen der richtigen Einsaatdichte.
- Die Übereinstimmung der Hemmhöfe der Kontrollstämme mit den aufgelisteten Werten.

Insbesondere kann man

- das Inokulum mit einem Glasspatel ausstreichen,
- die Platte mit dem Inokulum überfluten und anschließend absaugen,
- DST-Agar anstelle von Mueller-Hinton verwenden.

Vorinkubation des Inokulums

Das Anlegen einer Vorkultur des Impfmaterials in Bouillon bis zum Erreichen der logarithmischen Wachstumsphase bedeutet einen zusätzlichen Schritt im Sinne einer Standardisierung.

Indem man von Erregern in einer einheitlichen Wachstumsphase ausgeht, werden Fehlergebnisse vermieden, die aus einer verminderten Aktivität des Erregers resultieren.

Beim ADT wird dieses fast nie durchgeführt, obwohl der Stellenwert genauso hoch anzusiedeln ist wie bei den Dilutionsverfahren, bei denen die meisten Gebrauchsanleitungen einen entsprechenden Hinweis enthalten.

7.7. Der Dilutionstest mit dem MD-Abac-System

Für die Durchführung siehe entsprechende Gebrauchsanleitung.

Prinzip:

Eine Suspension des Testkeimes (in Reinkultur) wird angesetzt. Man überführt die Suspension in eine Küvette, setzt diese in ein Gerät zur automatischen Beimpfung. Die Küvette wird außerhalb des Gerätes inkubiert und nachher im Gerät vollautomatisch abgelesen. Eine Küvette dient gleichzeitig zur Keimidentifizierung und Resistenzprüfung gegen mehrere Antibiotika nach dem Dilutionsverfahren.

Bemerkungen

- Die vom Hersteller empfohlene Vorinkubation des Testkeimes in Bouillon bis zur Erreichen der logarithmischen Wachstumsphase ist vorteilhaft, da eine bessere Standardisierung der Beimpfung erreicht wird. Der Stellenwert dieser Vorinkubation ist beim MD-Abac-System identisch mit anderen käuflichen oder klassischen Systemen.
- Es ist ausgesprochen günstig, daß Resistenzprüfung und Identifizierung von der gleichen Keimsuspension ausgehen.
- Es empfiehlt sich dringend, die Impfsuspension durch einen Verdünnungsausstrich auf einem nichtselektiven Medium auf seine Reinheit zu kontrollieren.

Bezeichnung	Artikel-Nr.	Bestelleinheit
MD-ABAC-System:		
MD-Abac-U Antibiogramm/Identifizierung Bezuschußt durch Pharma-Firmen	**11835**	100 St.
MD-Abac Antibiogramm Gramnegative Bakterien	**11813** **11320**	50 St. 100 St.
MD-Abac Antibiogramm Streptokokken	**11802** **11353**	50 St. 100 St.
MD-Abac Antibiogramm Staphylokokken	**11798** **11342**	50 St. 100 St.
MD-Mueller-Hinton-Bouillon	**11663**	100 x 5 ml
MD-Aqua dest. steril	**11674**	100 x 8 ml

8. Schlußbetrachtung

Den ersten Schritt der bakteriologischen Urindiagnostik stellt die Bestimmung der Keimzahl – überwiegend mit Eintauchnährbodenträgern – dar.

Die Bedeutung des Hemmstofftestes sollte nicht unterschätzt werden. Neben dem Erkennen einer pathologischen Keimzahl geben herkömmliche Eintauchnährbodenträger erste Hinweise auf das weitere diagnostische Vorgehen. Hierzu zählt neben der Differenzierung gramnegativer Erreger auf dem Selektivnährboden MacConkey-Agar der Nachweis einer Laktose-Vergärung. Zur eindeutigen Differenzierung zwischen grampositiven und gramnegativen Erregern empfiehlt sich an dieser Stelle eine Färbung nach Gram.

Jede weitergehende bakteriologische Diagnostik erfordert das Anlegen einer Reinkultur. Hierzu setzt man die Technik des Drei-Ösen-Ausstriches ein. Als Ergebnis erhält man Einzelkolonien, die sich zur Identifizierung des Erregers und zum Anlegen eines Antibiogramms eignen. Bei einer eventuell vorhandenen Mischkultur werden die verschiedenen Erreger voneinander getrennt.

Nach der Vereinzelung empfiehlt es sich, durch Überimpfen der Kolonien in ein geeignetes Nährmedium, z.B. Mueller-Hinton-Bouillon, die Erreger in eine logarithmische Wachstumsphase zu bringen. Dieser Schritt sollte vor allem vor Erstellung des Antibiogramms erfolgen.

Zur Keimidentifizierung haben sich verschiedene Methoden bewährt. Bei allen Verfahren wird eine Reihe von biochemischen Eigenschaften zur Identifizierung herangezogen (Bunte Reihe). Bei einigen wenigen Methoden wird zusätzlich typisches Verhalten gegenüber Chemotherapeutika zur Erkennung des Erregers geprüft. Den Reaktionen in unterschiedlicher Zahl werden je nach Ausfall Code-Ziffern zugeteilt, die ein Auffinden des Erregers in Code-Büchern ermöglichen. Andere Verfahren ermitteln mit Hilfe der elektronischen Datenverarbeitung den Erreger nach der höchsten Wahrscheinlichkeit (computerunterstützte numerische Taxonomie).

Die häufigste Methode zur Erstellung des Antibiogramms stellt der Agardiffusionstest dar. Hier werden mit Chemotherapeutika beladene Blättchen auf eine beimpfte Mueller-Hinton- oder DST-Agarplatte aufgebracht. Nach der Bebrütung läßt sich durch Ausmessen des Hemmhofes und Vergleich mit entsprechenden Tabellen bzw. Angaben des Herstellers die Empfindlichkeit des Erregers gegen ein Chemotherapeutikum in die Klassen „resistent", „sensibel" und ggf. „intermediär" einordnen.

Dilutionsverfahren sind rein methodisch dem Agardiffusionstest überlegen. Bei dem Agardiffusionstest handelt es sich um eine von dem aufwendigen Röhrchenverdünnungstest abgeleitete Methode. Die Dilutionsverfahren wurden inzwischen automatisiert und vereinfacht, so daß der früher große Arbeitsaufwand verringert, die hohe Genauigkeit jedoch beibehalten wurde.

Zur internen Qualitätskontrolle werden bekannte Referenzstämme von Stammsammlungsinstituten mitgeführt.

Abkürzungen

ADT:	Agardiffusionstest
ATCC:	American Type Culture Collection
CLED:	Cystin-Lactose-Electrolyte Deficient
DIN:	Deutsches Institut für Normung
DSM:	Deutsche Sammlung von Mikroorganismen
HWI:	Harnwegsinfektion
ICS:	International Collaborative Study
KBE:	Koloniebildende Einheiten
MC:	MacConkey-Agar
MHK:	Minimale Hemmkonzentration
MSU:	Mittelstrahlurin
WHO:	World Health Organisation

Liste der Mikroorganismen

Stichwortverzeichnis